腔镜乳腺外科手术
操作要领与技巧

Expositive Atlas of
Endoscopic Breast Surgery

名誉主编　吴　炅　刘荫华

主　　编　张忠涛　屈　翔　王子函

副主编　姜　军　骆成玉　韩宝三

人民卫生出版社

图书在版编目（CIP）数据

腔镜乳腺外科手术操作要领与技巧 / 张忠涛，屈翔，王子函主编 . —北京：人民卫生出版社，2020

ISBN 978-7-117-29903-9

Ⅰ.①腔… Ⅱ.①张…②屈…③王… Ⅲ.①乳房疾病—胸腔镜检—胸部外科手术 Ⅳ.①R655.805

中国版本图书馆 CIP 数据核字（2020）第 046268 号

| 人卫智网 | www.ipmph.com | 医学教育、学术、考试、健康，购书智慧智能综合服务平台 |
| 人卫官网 | www.pmph.com | 人卫官方资讯发布平台 |

腔镜乳腺外科手术操作要领与技巧

主　　编：张忠涛　屈　翔　王子函
出版发行：人民卫生出版社（中继线 010-59780011）
地　　址：北京市朝阳区潘家园南里 19 号
邮　　编：100021
E - mail：pmph @ pmph.com
购书热线：010-59787592　010-59787584　010-65264830
印　　刷：北京盛通印刷股份有限公司
经　　销：新华书店
开　　本：787×1092　1/16　印张：10
字　　数：243 千字
版　　次：2020 年 5 月第 1 版　2023 年 6 月第 1 版第 2 次印刷
标准书号：ISBN 978-7-117-29903-9
定　　价：158.00 元
打击盗版举报电话：010-59787491　E-mail：WQ @ pmph.com
质量问题联系电话：010-59787234　E-mail：zhiliang @ pmph.com

编 者 (排名不分先后)

张忠涛　首都医科大学附属北京友谊医院

屈　翔　首都医科大学附属北京友谊医院

王子函　首都医科大学附属北京友谊医院

姜　军　中国人民解放军陆军军医大学第一附属医院

骆成玉　首都医科大学附属北京安贞医院

韩宝三　上海交通大学医学院附属新华医院

范林军　中国人民解放军陆军军医大学第一附属医院

葛智成　首都医科大学附属北京友谊医院

高银光　首都医科大学附属北京友谊医院

高国璇　首都医科大学附属北京友谊医院

刘宝胤　首都医科大学附属复兴医院

王劲夫　北京医院

伍海锐　中国医学科学院肿瘤医院

徐　威　首都医科大学附属北京友谊医院

辛　培　清华大学附属垂杨柳医院

杨为戈　复旦大学附属中山医院

苑　著　首都医科大学附属北京友谊医院

于乐漪　首都医科大学附属北京友谊医院

张慧明　首都医科大学附属北京友谊医院

张玉龙　首都医科大学附属北京友谊医院

冈天然　首都医科大学附属北京友谊医院

徐　飚　广东省中医院

主编简介

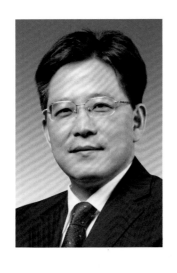

张忠涛,医学博士,主任医师,教授,博士生导师,卫生部有突出贡献中青年专家,享受国务院政府特殊津贴。现任首都医科大学附属北京友谊医院副院长,普外科主任,外科教研室主任,国家消化系统疾病临床研究中心副主任。兼任中华医学会外科学分会副主任委员、常委,中华医学会外科学分会外科手术学学组副组长,中国乳腺微创与腔镜手术联盟名誉主席,中国研究型医院学会微创外科专业委员会副主任委员,中国抗癌协会胃癌专业委员会常委,北京医学会外科专业委员会副主任委员,中国医学装备协会外科医学装备分会主任委员。从事普外科工作二十余年,擅长多种疾病腔镜手术的治疗,并在全球范围内率先开展全腔镜腹壁无切口带蒂大网膜乳房重建术。专业知识全面,手术技术精湛,学术造诣深厚。主编《普通外科围手术期管理及并发症处理经典病例解析》《实用普通外科医嘱手册》等专著。

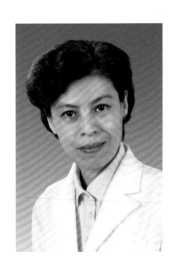

屈翔,主任医师、教授,现任首都医科大学附属北京友谊医院普外科教授、主任医师。兼任中华医学会外科学分会乳腺外科学组委员、中国抗癌协会康复会学术指导委员会乳腺甲状腺肿瘤分会副主任委员、中国乳腺微创与腔镜手术联盟主席、北京医学会乳腺疾病专业委员会常委、北京乳腺病防治学会外科专业委员会常委、中国研究型医院学会乳腺专业委员会常委等。主要工作方向为乳腺疾病的腔镜外科治疗,在国内率先开展了单孔法腔镜保乳手术、单孔法腔镜乳房皮下腺体切除术联合假体植入一期再造术等。并定期举办"中国乳腺外科腔镜手术培训班"和"乳腺疾病微创治疗理念与腔镜手术友谊论坛",以第一作者或通讯作者发表乳腺专业,尤其是腔镜乳腺外科相关中英文文章20余篇,在乳腺外科界享有较高声誉。

主编简介

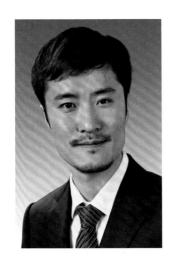

　　王子函,医学博士,北京大学人民医院乳腺中心主任医师。兼任中国整形美容协会精准与数字医学分会乳房整形专业青年委员会副主任委员,中国乳腺微创与腔镜手术联盟秘书长,中国医师协会微无创医学专业委员会第二届委员会乳腺学组委员,中国抗癌协会康复会乳腺甲状腺肿瘤分会委员、青年委员会副主任委员、乳腺微创整形与修复重建学组副组长,中国医疗保健国际交流促进会乳腺疾病分会委员,中国医疗保健国际交流促进会肿瘤整形与功能外科分会乳腺肿瘤整形外科学组青年委员。主要从事乳腺癌和乳腺良性疾病手术的腔镜和微创治疗。在北京率先开展乳腺癌全腔镜乳房皮下腺体切除术 + 背阔肌皮瓣一期再造术等术式,是"中国乳腺外科腔镜手术培训班"工作的主要负责人。

序　一

优美的身材,曼妙的曲线,是展示女性美丽的重要内容之一,是大多数女性生活中引以自豪的重要方面。在这些内容中,乳房起到了无可替代的作用。目前乳腺癌的治疗是以手术为中心的综合治疗,由于很多原因多数医院还是以根治性切除为主要术式,我国保乳率尚低于欧美等地区和国家,手术后乳房的缺失和明显的瘢痕给患者内心留下了广泛而深刻的阴影。由于乳腺癌早期发现和综合治疗规范化开展,患者获得较长生存时间的机会增加,且中国女性乳腺癌发病年龄较西方前移,相对年轻的患病群体在长期的生存中迫切需要获得更好的生活质量、更小的心理阴影以更快地融入社会和家庭生活。乳腺癌肿瘤整形手术和乳房再造术的出现满足了患者的这些需求。然而在乳房缺失的问题解决之后,刺眼的手术切口瘢痕横亘在胸前,时常提醒着患者不愿回首的伤痛。

近年来,首都医科大学附属北京友谊医院乳腺外科屈翔教授团队开展的乳腺腔镜手术,特别是单孔腔镜下完成的保留乳头乳晕的乳房皮下腺体切除术(nipple-sparing subcutaneous mastectomy,NSM)+一期乳房再造术、乳腺癌保乳切除术,以及单孔腔镜男性乳腺发育症切除术和腔镜副乳切除术,为我们提供了新的治疗思路。利用腔镜手术的放大性、延展性和解构性,使手术切口位置更隐蔽,切口长度也明显缩短,有效解决了以延长切口长度为代价获得清晰术野这个多年的困扰。选择腔镜手术完成乳腺肿瘤整形手术,可以使胸部看不到手术留下的丑陋瘢痕,美丽如初。

我们一直致力于腔镜乳腺手术的推广和乳房重建手术的规范化培训工作。本书以主编团队多年来开展的临床工作为基础,内容丰富翔实,系统全面地讲解了乳腺腔镜手术的相关内容和操作要领,为腔镜乳腺手术的规范化培训提供了很好的参考。希望乳腺腔镜手术造福于更多乳腺疾病患者。

复旦大学附属肿瘤医院　吴　炅

2019 年 10 月

序 二

乳腺癌已经在世界范围内成为女性中第一位的恶性肿瘤。随着诊治水平的不断提高，个体化医疗的理念获得广泛认同，各种有益的治疗方式不断推动临床医师的研究与思考。

1894 年，美国霍普金斯大学医院 William Halsted 教授提出了乳腺癌根治术的基本原则，并奠定了半个多世纪乳腺癌外科治疗的基础。50 余年后，乳腺癌基础研究不断深入，系统性治疗的科学性不断提高，总体预后得到大幅度改善。但是，标准根治手术带来的巨大损伤和对乳腺癌是全身性疾病认识的革命，从根本上动摇了标准根治手术的地位。手术"缩小化"成为总体趋势，Auchincloss、Patey 等不同的改良手术及保乳手术、前哨淋巴结活检术、乳房切除术后的整形和乳房重建技术已经被写入临床实践指南。保证肿瘤学安全性与提高生活质量并重的乳腺外科手术方式受到更多临床医师的关注。

21 世纪以来，新型手术设备和材料技术渗透到外科手术的方方面面，能量外科平台、腔镜微创技术的广泛开展推动了外科手术技术摆脱冷兵器时代。尽管在乳腺外科领域引进腔镜技术，以达到实现减小创伤、改善外观的手术目的，尚存诸多争议，但是开辟乳腺外科发展新思路的宏观理念逐渐被越来越多的外科医师所接受，并得到稳步的推广。

本书涵盖了从多孔到单孔腔镜，从腔镜皮下腺体切除到保乳手术，再到联合乳房重建，体现出乳腺肿瘤手术技术的精进和理念的创新，既有传统腔镜技术的传承，也有对时代需求的探索与突破。

《腔镜乳腺外科手术操作要领与技巧》既是一本书、一本图册，也是一个录像集，与读者分享了十几位乳腺外科医师在实践腔镜乳腺手术过程中的学习历程和独到见解，以及作者的内心感悟与操作技巧。其中，经过作者反复思考与探索得到的经验，必将为乳腺外科同道提供新的手术思路和借鉴。

在此书付梓之际，我乐为作序，并由衷希望中国乳腺外科事业得以蓬勃发展。

北京大学第一医院　刘荫华
2019 年 10 月

前　言

20世纪中末期以来外科技术和理念在很多方面发生了巨大的变化，其中以腹腔镜技术为代表的微创外科手术，更是更迭了人们脑海里传统的有关手术的概念。它包括不一样的手术入路、不一样的手术顺序及不一样的手术瘢痕。与之相适应的变化还有手术器械的变革：腹腔镜手术需要器械的操作柄更长，需要电外科器械更多，还需要建立通道及帮助显露术野的一些辅助器械，以满足手术入路远离病变部位之需。作为女性的第二性征，乳房这一更需要美观的部位，同样需要腔镜技术来实现术后美容效果的最大化。然而，除了解决上述腹腔镜手术的相关问题外，与人体自然形成的胸腔、腹腔不同，乳腺虽然位于乳房内，但并没有自然腔隙。在没有腔隙的实体器官内完成腔镜手术，关键技术之一便是建腔。因此，在乳腺腔镜手术的诸多特殊性之中，如何建腔又是其中之一。

20世纪90年代以来腔镜手术技术开始应用于乳腺外科，从最开始治疗良性疾病，到现在可以用于乳腺癌手术治疗的所有术式。姜军教授、骆成玉教授等团队在国内最早开展三孔法的乳腺腔镜手术，也出版了相关专著。首都医科大学附属北京友谊医院乳腺外科团队近些年在提高手术熟练程度，改进操作技术的前提下，率先开展了单孔法乳腺腔镜手术、腔镜乳腺癌手术联合腔镜带蒂大网膜乳房重建等术式。当然，这也要依托于单孔腔镜手术器械和单孔腔镜手术切口套筒的研发，方可使这项技术应用于乳腺良、恶性疾病的治疗中。

我们认为乳腺腔镜手术理念包括：病变治疗、层次明晰、乳房整形、保留功能、隐性入路五个方面。在手术入路（即切口设计）方面，不论三孔腔镜手术还是单孔腔镜手术，我们的理念是：最小化的切口创伤、最大化的切口利用、最宜行的手术方案、最清晰的解剖层次。目标是手术治疗后还给患者如初的身体。通过严格掌握适应证，乳腺腔镜手术将给患者提供安全、有效的治疗和更美观的外形。

随着工作的开展，越来越多的同行希望系统学习并开展这项手术。为此，我们每年举办一届"乳腺疾病微创治疗理念与腔镜手术友谊论坛"，介绍这项技术的理念。同时，我中心每年举办两期"中国乳腺外科腔镜手术操作培训班"，详细剖析腔镜乳腺手术细节与技巧，帮助参加培训的乳腺外科医师熟悉这项技术。这是我国乃至世界首家，以系统培训乳腺腔镜操作技术为目的的学习班。经过培训的学员，回到所在医院能够很快顺利开展乳腺良、恶性疾病的腔镜手术，取得了良好的治疗效果和美容效果。

看到培训班起到了普及和推广乳腺外科腔镜手术理念和技术的作用,我们开始思考如何使更多有志于开展腔镜乳腺手术的同道,能够接触到这一项技术,并将其造福患者。相对于每一期名额有限的培训班,手术学图书无疑更容易获得,也更便于反复查阅和复习。这也是我们编写《腔镜乳腺外科手术操作要领与技巧》的初衷。

本书不仅介绍了较为常用的腔镜乳房皮下腺体切除术、腔镜腋窝淋巴结清扫术等术式,同时对首都医科大学附属北京友谊医院近年来开展的新技术如腔镜保乳手术、单孔法腔镜乳腺手术、腔镜乳腺癌手术联合腔镜带蒂大网膜乳房重建术进行了详尽的描述。随着3D腔镜技术与更多能量器械的发展,我们也设置了相关章节,力争为读者展示最新的进展。

乳腺腔镜手术在临床开展已有二十余年的时间,有坎坷曲折,有发展创新,更有争议质疑。作为一项创新技术需要有长时间的、大量的临床研究来论证其安全性、有效性、美容性等各项指标,在理论上、技术上进一步完善和补充,从而指导未来的工作。我们愿意与更多的同仁合作共同研究、推广乳腺腔镜手术。此书仅仅是关于我们团队近年来开展乳腺腔镜手术的回顾和总结,为有兴趣开展乳腺腔镜手术的同仁们提供一些学习、了解的资料。本书也会存在不足之处甚至错误,望广大同仁批评指正。

首都医科大学附属北京友谊医院　张忠涛

2019 年 10 月

目　录

13

第十三章
腔镜男性乳腺发育症手术…………**105**

15

第十五章
非溶脂法腔镜乳腺手术…………**126**

16

第十六章
腔镜乳腺手术的并发症与处理……**131**

14

第十四章
单孔法腔镜乳腺癌手术…………**116**

视频目录

01

第一章

腔镜乳腺手术的历史

自 20 世纪 80 年代以来，腔镜技术在外科领域的应用日渐广泛。在乳腺外科发展进程中，缩小手术范围、微创、保留功能和注重美容是近年的主要趋势，继乳腺癌保乳手术和前哨淋巴结活检技术出现之后，腔镜和腔镜辅助乳腺手术是乳腺外科技术的又一主要进展。腔镜手术避免了常规手术中对肿瘤的挤压，真正达到非接触性手术，更具有创伤小、术后易恢复的特点，这些对于既需治疗疾病又有美容需要的乳腺疾病患者来说无疑十分具有吸引力，因此腔镜乳腺手术应运而生。通过临床工作者的努力，腔镜手术不但在乳腺外科有了较大的进展，而且改变了部分传统乳腺外科的认识和理念。

一、世界腔镜乳腺手术发展史

（一）腔镜乳腺手术用于乳房微创整形

最初的腔镜乳腺手术主要用于乳房微创整形。1992 年 Kompatscher 报道用腔镜技术将隆乳术后乳房内挛缩的假体取出，这成为了腔镜乳腺手术的开端[1]。1994 年阿根廷巴兰卡斯医疗中心的 Chajchir 利用腔镜技术进行了乳房的假体置入，他们通过位于腋下的切口将可充气假体置于胸肌上方，这种手术方式不仅没有使乳房表面的皮肤留下伤痕，还使患者更易从手术中恢复，且乳房表面皮肤的感觉也没有受到损害[2]。1993 年 Johnson 等成功完成经脐乳房增大成形（transumbilical breast augmentation，TUBA），这被认为是美容效果更佳的隆乳手术方式，但在当时只能将假体置入乳房后间隙，而随着技术的发展现已可将假体置入胸大肌后方，达到更好的美容效果。

（二）腔镜乳腺手术用于乳腺疾病治疗

腔镜乳腺手术在乳腺疾病治疗方面的发展主要体现在乳腺腔镜技术应用领域的拓展、手术操作空间的建立、手术入路的选择等方面。

1995 年 Friedlander 等首先将乳腺腔镜技术用于乳腺疾病的治疗，他们报道利用悬吊法制造操作空间，进行腔镜辅助下乳房切除及腋窝淋巴结清扫术，同时采用背阔肌肌瓣行乳房重建[3]。溶脂法的出现,对腔镜乳腺手术的发展有着革命性的意义。1997 年,Suzanne 等报道了首例溶脂法腔镜辅助下腋窝淋巴结清扫术(mastoscopic axillary lymph node dissection, MALND)[4,5]。溶脂法增强了外科手术技术,突出了创新手术的特点。1998 年日本学者 Kitamura 及其同事将腔镜手术用于乳腺良性肿块的切除,对于良性肿块,患者对于美的需求更甚于切除的需要,腔镜手术微创的优点得以更明确地体现。1999 年 Tsangaris 等首先利用腔镜技术进行乳腺癌腋窝前哨淋巴结的活检,他们采用悬吊法建立操作空间,然而其检出率只有 57.9%[6]。次年,Kuhn 等则对应用溶脂法腔镜乳腺癌腋窝前哨淋巴结活检术的可行性进行了初步探索,应用溶脂法建立手术腔隙后,腔镜下腋窝前哨淋巴结活检检出率提高到了 83.3%。2001 年,Kuehn 等报道了通过溶脂法,利用腔镜手术进行腋窝淋巴结清扫[7]。在此次研究中,由于通过吸脂后充气的方法建立手术操作空间,实性的腋窝变得似蜘蛛网样结构,增大的淋巴结就像蜘蛛悬吊在网上,在腔镜的放大作用下腋窝的解剖层次更加清晰,不仅使操作变得简单,且有利于临床医师对手术局部区域解剖结构的再认识,从而促进常规开放性手术水平的提高。除此之外,基于溶脂法的腔镜下腋窝淋巴结清扫还能最大限度避免血管神经损伤,常规手术中出现的并发症也一并减少。尽管由于过长的手术时间,使它与临床实用有一定的距离,可这依然是腔镜乳腺手术历史中重要的一步。

相比于腔镜技术的革新,亚洲地区更关注手术切口的选择。2001 年日本学者 Kitamura 等又使用腔镜通过腋窝的小切口完成乳腺癌的乳腺部分切除术,此种手术入路的局限在于对位于乳房内侧象限的肿瘤束手无策[8]。2002 年,Tamaki 等采用经乳晕腔镜乳腺切除术,经过乳晕周围的弧形切口可切除任何象限的小肿瘤,而且在切口处使用带宽边的硅环不仅能保护皮缘和乳头,更能避免癌细胞种植。

此外腔镜技术的发展也对乳腺的检查产生了影响,2002 年 Dooley 等报道了应用纤维乳管镜检查血性乳头溢液,在腔镜技术的帮助下乳腺癌和癌前病变的诊断率得到了提高。

目前,乳腺腔镜技术已经广泛应用于包括乳腺腺体切除、腋窝淋巴结清扫、前哨淋巴结活检、乳腺重建手术等在内的各项乳腺外科领域。乳腺腔镜应用领域的拓宽,有赖于技术与方法的发展与进步。由于乳腺为实质性器官,因此建立手术腔隙是应用腔镜技术的重点及难点。经过多年的临床探索,现有悬吊法和二氧化碳充气法两种建立手术空间的方法,而针对腋窝淋巴结清扫可分为溶脂法和非溶脂法两类。为了得到较好的美容效果,手术入路也是十分关键的一环,现已发展出经腋窝切口、经乳晕周围切口、肿物表面切口以及经脐切口等,可根据具体情况不同作出相应选择。经过十多年的探索,腔镜乳腺手术在技术上已经基本成熟,治疗效果基本不存在争议。

二、我国腔镜乳腺手术发展

我国的腔镜乳腺手术开展较晚。1997 年,郑民华教授首先报道了溶脂法腔镜乳腺癌腋窝淋巴结清扫术。2003 年骆成玉团队应用腔镜切除乳腺良性肿块,根据肿块所在位置选取腋下或乳晕的切口,在切除肿块的同时可以获得令人满意的美容效果。同年,他们再次报道了利用腔镜辅助进行乳腺癌保乳治疗,并完全利用腔镜进行腋窝淋巴结清扫。2005 年,姜军团队报道了青春期男性乳腺发育症的腔镜手术治疗,与常规手术相比,腔镜乳腺手术在治疗效果相同的情况下,避免了胸部的巨大切口,这为男性乳腺发育症的外科治疗提供了可借鉴的新方法。同年,该团队报道了经胸腔镜内乳淋巴结清扫术。此前缺少有效的手术或检测方法对内乳淋巴结是否有癌转移进行判断,而腔镜技术为其提供了方法。

2008年,为了推动腔镜乳腺手术在我国的发展,中华医学会外科学分会内分泌外科学组在第四届全国内分泌外科学术会议上通过并发布了2008版《乳腺疾病腔镜手术技术操作指南》。该指南的发布在国内外产生了良好的影响,促进了中国腔镜乳腺手术技术的普及和提高。通过多年以来全国外科医师的努力实践,腔镜乳腺手术技术得到了不断完善和改进。之后经相关专家多次讨论、修改、论证,又发布了2016版《乳腺疾病腔镜手术技术操作指南》使用至今。

近年新出现了非溶脂法腋窝淋巴结清扫及前哨淋巴结活检,我国开展较少,仅张宏伟教授、许双塔教授有报道。该术式可实现单一乳晕切口完成腋窝前哨淋巴结活检手术,在腋窝前哨淋巴结病理阳性的情况下,直接完成腋窝淋巴结清扫术。

首都医科大学附属北京友谊医院屈翔教授带领的团队,在陆续开展腔镜乳房皮下腺体切除术、腔镜前哨淋巴结活检术、腔镜男性乳腺发育手术和腔镜副乳手术后,于2014年开展了腔镜保乳手术,填补了腔镜技术在保乳手术这一乳腺癌首选术式的空白;随后在次年的1月,开展了国内首例腔镜保乳手术 + 背阔肌皮瓣肿瘤整形手术。2015年,首都医科大学附属北京友谊医院开展国内首例免充气悬吊法腔镜乳房皮下腺体切除术 + 假体置入乳房再造术,将腔镜乳腺手术与乳房再造术更好地结合起来。2016年,首都医科大学附属北京友谊医院将腔镜获取带蒂大网膜的腹壁切口隐去,并将其应用于皮下腺体切除术后乳房重建、保乳手术后的肿瘤整形以及利用大网膜替代人工补片材料覆盖假体。2017年,首都医科大学附属北京友谊医院将单孔技术广泛应用于乳腺手术,包括单孔法乳房皮下腺体切除术 + 假体置入乳房再造术、单孔充气法腔镜保乳手术、单孔法男性乳腺发育手术等,基本告别"三孔法"时代,达到了美容效果的最大化。

三、结语

乳腺腔镜技术的应用是乳腺外科治疗史上的又一里程碑。腔镜技术在乳腺外科的应用改变了传统乳腺手术技术,通过远隔病灶部位的隐蔽切口完成乳房或腋窝手术。在乳腺外科手术原则的指导下,通过改进腔镜手术技术和引用吸脂等整形外科手术方法,使患者在治愈乳房疾病的同时获得最大限度的美容效果。因此,腔镜手术在乳腺外科手术中得到较大发展,已经用于几乎所有乳腺外科领域,正在改变部分乳腺外科的治疗模式。近年,腔镜乳腺手术在国内已得到一定的推广,逐渐成为治疗乳腺疾病的重要手术方式之一。

(苑　著　于乐漪　屈　翔)

参考文献

1. KOMPATSCHER P.Endoscopic capsulotomy of capsular contracture after breast augmentation:a very challenging therapeutic approach [J].Plast Reconstr Surg,1992,90(6):1125-1126.
2. CHAJCHIR A,BENZAQUEN I,SPAGNOLO N,et al.Endoscopic augmentation mastoplasty [J].Aesthetic Plast Surg,1994,18(4):377-382.
3. FRIEDLANDER L D,SUNDIN J,BAKSHANDEH N.Endoscopy mastectomy and breast reconstruction:endoscopic breast surgery [J].Aesthetic Plast Surg,1995,19(1):27-29.

4. SUZANNE F,EMERING C,WATTIEZ A,et al.Axillary lymphadenectomy by lipo-aspiration and endoscopic picking.Apropos of 72 cases ［J］.Chirurgie,1997,122(2):138-142 ;discussion 142-143.

5. SUZANNE F,EMERING C,WATTIEZ A,et al.Endoscopic axillary lymphadenectomy after liposuction ［J］. Surg Technol Int,1997,6 :133-138.

6. TSANGARIS T N,TRAD K,BRODY F J,et al.Endoscopic axillary exploration and sentinel lymphadenectomy ［J］.Surg Endosc,1999,13(1):43-47.

7. KUEHN T,SANTJOHANSER C,GRAB D,et al.Endoscopic axillary surgery in breast cancer ［J］.Br J Surg, 2001,88(5):698-703.

8. SAWAI K,NAKAJIMA H,MIZUTA N,et al.Minimally invasive surgery for breast cancer ［J］.Gan To Kagaku Ryoho,2001,28(8):1063-1070.

02 第二章

腔镜乳腺手术使用的特殊器械及材料

腔镜乳腺手术使用的外围设备与其他腔镜手术类似,使用的气腔形成系统、摄像成像系统、高频电凝器及图像记录系统等与常规腹腔镜系统一致。

由于腔镜乳腺手术常常需要在乳房皮下或者腋窝等部位建立腔隙,不同的腔镜空间建立方法,会需要使用一些特殊的手术器械。另外,在某些特殊手术步骤中,也需要使用一些特殊器械来简化手术操作。

一、各种腔镜

主要使用 10mm 腔镜,不同臂长的 30° 角 10mm 腔镜都适用于腔镜下乳腺皮下腺体切除术、保乳手术以及腋窝淋巴结清扫术。由于乳腺手术腔镜空间建立的狭小及空间的不规则,旋转镜头获取更大的观察角度十分重要,所以不建议选择 0° 的腔镜。

3D 腔镜设备近 10 年有了突飞猛进的发展,从腹部、盆腔 3D 腔镜手术的效果来看,3D腔镜手术可以提供更加逼真、质量更好的手术野图像,缩短腔镜手术操作的学习曲线,减少腔镜手术操作的错误率,提高腔镜手术效率[1-3]。3D 腔镜乳腺手术较 2D 腔镜乳腺手术具有一定的优势(表 2-1)。首都医科大学附属北京友谊医院近年也开展了 3D 腔镜乳腺手术,包括皮下腺体切除术、保乳手术、前哨淋巴结活检术等。使用 3D 腔镜进行乳腺各种手术,确能提供更接近裸眼下的三维术野图像,便于腔镜下缝合等相对困难操作的完成,尤其方便缺乏腔镜手术经验的医师快速掌握腔镜操作技术,改善初学者手眼配合,提高操作的准确性;对于腔镜乳腺手术经验丰富的医师,3D 腔镜能提供更轻松的操作过程和体验。但是不同于3D 腔镜进行腹腔、盆腔的手术,腔镜乳腺手术腔镜空间建立后的操作空间狭小,使用 3D 腔镜时,不适合使用机械臂固定腔镜,否则腔镜会干扰狭小操作空间下其他器械的操作,因此选择 3D 腔镜设备进行腔镜乳腺手术时,选择摄像头重量较小的 3D 腔镜能减轻手术过程中助手的体力负担。

在 3D 成像下,镜头收集的术野创面不适宜过大,创面过大会增加 3D 显示屏上无关的影像增加,导致 3D 图像周边部分模糊,影响图像质量,长时间观看,容易引起手术医师、护士的视觉疲劳。此外,腔镜乳腺手术的狭小操作空间也要求镜头更贴近所观察的手术创面,这就要求进行 3D 腔镜乳腺手术的镜头景深足够小。一般来说,景深最小值能达到 5mm 的 3D 腔镜能够满足腔镜乳腺手术的需要。

由于 3D 成像的特殊放大作用,手术医师在患者体外小范围地移动腔镜操作器械,视野内的腔镜器械就会出现很大位移,对于腔镜手术经验并不是十分丰富的医师的手眼配合提出较高的要求。因此,推荐初次开展 3D 腔镜乳腺手术的医师选择保留乳头乳晕的皮下乳腺腺体切除这样操作空间比较大的术式,避免选择操作空间非常小的 3D 乳腺腔镜保乳手术,以便于手术医师更愉悦地完成学习曲线。

表 2-1 3D 与 2D 腔镜乳腺手术的比较

项目	3D 腔镜	2D 腔镜
手术图像真实立体感	有	无
手术操作精确度	较高	高
手眼协调能力	容易	困难
全部手术时间	较短	一般
手术准备时间	短	短
学习曲线	短	长
采购成本	中	低
维护成本	低	低
手术配套器械	常规器械	常规器械

二、吸脂法腔镜手术特殊器械

包括溶脂针、吸脂器、游离皮瓣的隧道器等,通过溶脂、吸脂,将潜在的乳腺手术腔隙游离为开放的间隙。溶脂针最主要的作用是在腔镜下乳腺手术时向拟建立腔镜空间的手术区域注射溶脂剂,由于有些注射部位较深,要求溶脂针有足够的长度,溶脂针的尖端为钝性设计,以降低戳破血管的发生概率(图 2-1)。如果没有专用的吸脂器,采用气腹针或腰穿针,也能完成局部乳腺或腋窝组织注射溶脂剂的工作。吸脂器(图 2-2)尾部可接负压吸引,顶端侧方开口,钝圆,8 号吸脂器孔径与普通吸引管相同,溶脂充分的前提下,很少有脂肪颗粒造成吸脂器堵塞。如果没有专用的吸脂器,也可以使用人工流产用的 8 号刮宫器作为替代。首都医科大学附属北京友谊医院针对溶脂针和吸脂器进行了改良,获批了两项实用新型专利,以利于乳腺手术溶脂和吸脂的完成。隧道器通常在分离乳房皮肤和腺体间的潜在间隙时使用,隧道器尖端虽然也为钝头设计,但做皮肤和腺体浅层的钝性分离时也容易造成出血,可以在需要分离的区域提前注射肾上腺素生理盐水后再使用隧道器分离,以减少出血的发生(图 2-3)。

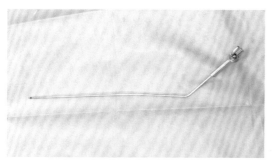

图 2-1　溶脂针

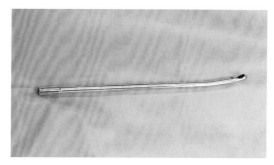

图 2-2　吸脂器

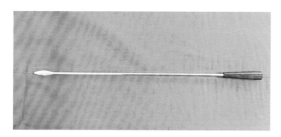

图 2-3　隧道器

三、免气腔悬吊器械

包括可拆卸悬吊杆(suspension rod)、悬吊式装置固定器(fixator)、悬吊卷链器(volume)、悬吊抓手(grasp)、钢针(needle)等(图 2-4~图 2-6)。在充分游离乳房皮瓣之后,可以通过免气腔悬吊器械在乳房手术区域建立腔镜空间。在充分游离手术区域皮瓣的基础上,可以通过悬吊器械悬吊起手术区域的皮瓣,建立可供手术操作的腔隙:将可拆卸悬吊杆固定于手术侧的对侧,悬吊抓手固定于游离的皮瓣上穿刺的钢针,悬吊抓手的铁链可以拉起悬挂于可拆卸悬吊杆,皮瓣上的钢针也可以被悬吊卷链器的小钩勾起,通过多处悬吊卷链器和悬吊抓手的拉起程度和悬吊角度,来获得最佳的腔镜乳腺手术腔隙。

此外,悬吊法建立腔镜空间的腔镜乳腺手术也需要使用螺纹穿刺针套管(螺纹trocar),以帮助维持手术中腔镜的稳定性(图 2-7)。与腹腔镜手术不同的是,螺纹 trocar 是手术中通过手术缝线缝合、临时固定于手术

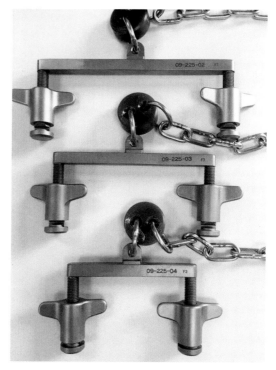

图 2-4　悬吊抓手

切口上的,根据病变距戳孔的距离,选择不同规格的螺纹 trocar,trocar 过长操作空间受限,trocar 过短镜头会受外侧保留腺体瓣的遮挡(图 2-8~图 2-10)。

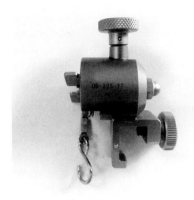

图 2-5 悬吊卷链器

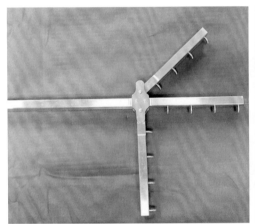

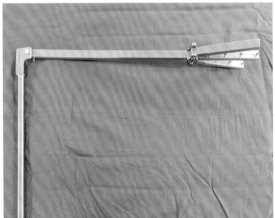

图 2-6 可拆卸悬吊杆

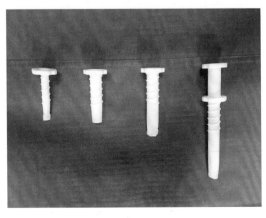

图 2-7 不同规格的螺纹 trocar

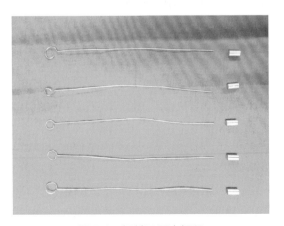

图 2-8 钢针及固定螺母

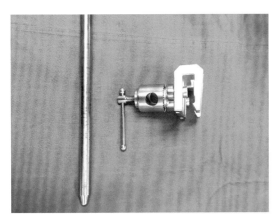

图 2-9　悬吊式装置固定器

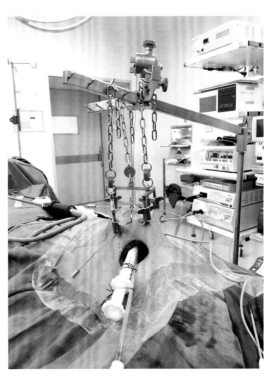

图 2-10　悬吊法腔镜乳腺手术外观

四、充气法腔镜空间建立器械

传统充气法腔镜乳腺手术是通过吸脂、建立潜在的手术腔隙，通过穿刺针及套管（trocar）建立进气、腔镜、各种手术器械进入的通道，主要应用于腔镜下腋窝淋巴结清扫手术（图 2-11）。由于腔镜乳腺手术操作的空间狭小，手术需要选择合适长度的 trocar，以免干扰手术操作，我们也建议采用透明的 trocar，这样能够最大限度地降低 trocar 对腔镜视野的干扰。

随着技术及手术器械的不断创新，首都医科大学附属北京友谊医院首先采用单孔手术操作套装作为单孔器械通路，既保证了手

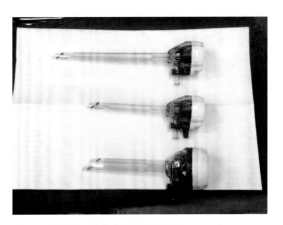

图 2-11　穿刺针及套管（trocar）

术操作腔隙的密闭性，又避免了肿瘤切口种植。单孔操作套筒由切口撑开圈套及多通道密封帽组成，切口撑开圈套可以充分撑开长度仅为 2.5cm 的单孔切口，也可以用以连接多通道密封帽的基座（图 2-12、图 2-13）；手术标本在腔内切除后，去除密封帽取出手术标本时，切口撑开圈套又可以对切口进行保护，防止切口种植。多通道密封帽上有 5mm 和 12mm 密封阀门各两个，能够满足 10mm 腔镜以及各种规格腔镜手术器械的插入、抽出，其密闭性仍能维持手术腔内充分的气压。

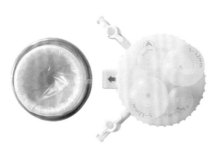

图 2-12 一次性单孔手术操作套装包括
切口撑开圈套以及多通道密封帽(正面观)

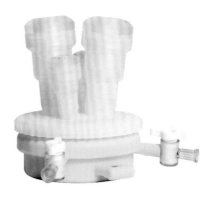

图 2-13 一次性切口牵开固定器包括
切口保护套以及多通道密封帽(侧面观)

五、其他腔镜乳腺手术器械

我们习惯使用自带烟雾吸引功能的手持式电钩(图 2-14)来完成腔镜乳腺手术。这种电钩在激发电凝时会同时启动烟雾吸引功能,最大限度减少烟雾对术野的影响,同时又避免了持续吸引导致充气不足和手术空间的塌陷。

术腔冲洗漏斗主要应用于悬吊法建立腔镜空间的腔镜手术创面的冲洗,当手术切口选择在身体侧面时,冲洗创面时使用冲洗漏斗能减少液体外溢(图 2-15)。腔镜手术用电钩、电剪、吸引器、持针器、送线器、推结器和取线器等与腹腔镜所用器械无异(图 2-16、图 2-17)。穿刺牵引悬吊针主要用于乳腺腔镜下皮下腺体切除后扩张器或其他假体置入术,用穿刺牵引悬吊针穿透皮肤勾起胸大肌,便于胸大肌后间隙的游离及假体置入(图 2-18、图 2-19);此外,胸大肌的牵拉,也有助于完成胸肌间淋巴结清扫术。

腔镜乳腺手术操作空间狭小,单孔腹腔镜手术操作器械特征性的呈角操作杆显得过长,在乳腺的空间内难以施展。因此,一次单孔腹腔镜手术操作器械(如专用分离钳、组织剪等),并不适用于腔镜乳腺手术。

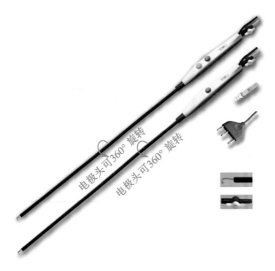

图 2-14 手持式电钩

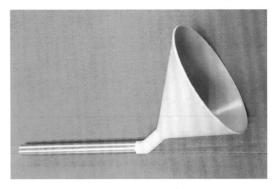

图 2-15 术腔冲洗漏斗

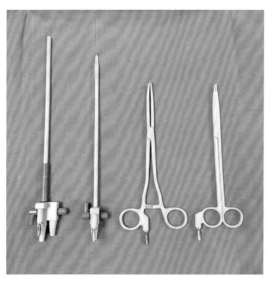

图 2-16　腔镜手术用电勾、电剪、吸引

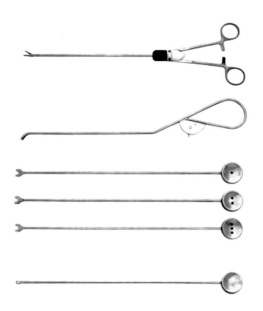

图 2-17　腔镜手术持针器、送线器、推结器和取线器

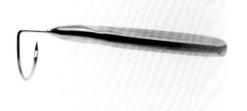

图 2-18　穿刺牵引悬吊针

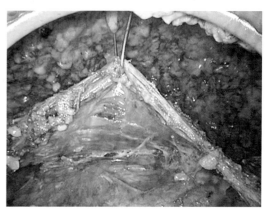

图 2-19　术中使用穿刺牵引悬吊针悬吊胸大肌

（张慧明　韩宝三　屈　翔）

参考文献

1. SMITH R,DAY A,ROCKALL T,et al.Advanced stereoscopic projection technology significantly improves novice performance of minimally invasive surgical skills [J].Surg Endosc,2012,26(6):1522-1527.
2. WAGNER O J,HAGEN M,KURMANN A,et al.Three-dimensional vision enhances task performance independently of the surgical method [J].Surg Endosc,2012,26(10):2961-2968.
3. BECKMEIER L,KLAPDOR R,SOERGEL P,et al.Evaluation of active camera control systems in gynecological surgery:construction,handling,comfort,surgeries and results [J].Arch Gynecol Obstet,2014, 289(2):341-348.

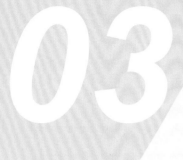

第三章

溶脂法腔镜腋窝淋巴结清扫术

腋窝淋巴结清扫（axillary lymph node dissection，ALND）是乳腺癌临床分期和判断预后的重要步骤，同时可提高手术区域的局部控制率，防止腋窝局部复发。腋窝淋巴结清扫及病理学检查是判断乳腺癌腋窝淋巴结状态最可靠的方法，而腋窝淋巴结状态是制定进一步个体化治疗方案的最重要指标。因此，规范的腋窝淋巴结清扫和病理学检查对乳腺癌的治疗至关重要。

第一节　腋窝淋巴结的清扫范围

Halsted 等认为，腋窝淋巴结是癌细胞扩散至远处的"滤器"（filter utensil），可将癌细胞限制在局部区域。因此，腋窝淋巴结清扫一直被认为是外科"治愈"乳腺癌手术的常规步骤。但到 20 世纪 70 年代，NASBP-B-04 多项系列研究表明，ALND 对生存的影响不大，ALND的淋巴结阳性患者中只有 25%~30% 获得 20 年生存[1-3]，从而提示，ALND 仅仅对部分患者有效，其主要作用是提供预后指标，要比其治疗作用大得多，这一点已达成共识。因此许多学者致力于探索判断腋窝淋巴结有无转移所必需的腋窝淋巴结清扫范围。

腋窝淋巴结的分组以胸小肌为界限分为 3 组（level）。Ⅰ组（level Ⅰ）：在胸小肌外侧，包括外侧群、中央群、肩胛下群及该段腋静脉淋巴，包括胸大、小肌间淋巴结（Rotter 淋巴结）；Ⅱ组（level Ⅱ）：是指胸小肌深面的腋静脉淋巴结；Ⅲ组（level Ⅲ）：是指位于胸小肌内侧的腋淋巴结。

乳腺的淋巴引流途径较为复杂，淋巴液既可从皮下淋巴网回流，也可以通过乳腺腺体内以及乳腺后间隙的淋巴管网回流。解剖学上人为地分成Ⅰ、Ⅱ、Ⅲ组，并不代表第Ⅰ、Ⅱ、Ⅲ站的概念，任何一组均可能是乳腺癌转移的第一站淋巴结。因此，彻底的乳腺癌腋窝淋巴结清扫理论上应包括Ⅰ、Ⅱ、Ⅲ组淋巴，称全腋清除术（tolal axillary lymphadenectomy，TAL）。淋巴结中肿瘤转移灶的形成不单纯取决于是否有癌细胞到达，还取决于该淋巴结的生物学行为等多种因素,不少研究关注的焦点就是"跳跃性转移"问题,即在Ⅰ或Ⅱ组淋巴结未受累情况下,出现Ⅲ组淋巴结的转移[4,5]。研究结果认为,上述情况非常少见,但Ⅰ、Ⅱ组之间是否"跳跃"(即绕过Ⅰ组直接到达Ⅱ组)仍存有分歧。尽管有作者主张Ⅰ组切除即可获得肯定的分期信息,但多数学者认为Ⅰ和Ⅱ组的清扫仍是需要的,反映患者有无转移的准确性可达98%以上(图3-1)。

Harris等[6]报告放射治疗联合中心(JCRT)及宾夕法尼亚大学资料,在临床$N_0 \sim N_1 a$组,腋淋巴结的阳性率随受检淋巴结数目增多而增加,当组织学检查为1~5枚时,阳性率为17%,而检查5枚以上者,则达26%,认为Ⅱ组(level Ⅱ,胸小肌深面淋巴结)腋清除,即中位腋淋巴结清除术能较准确地反映腋区受累的实际情况。Schwartz等[7]通过277例乳腺癌根治术(126例)和改良根治术(151例)的腋淋巴结组织学检查资料回顾分析发现,在腋淋巴结阳性病例中(127例),跳跃转移为13.4%(17/127),其中跃过Ⅰ组淋巴结直接转移至Ⅱ组者多达10.2%(13/127),而单纯发生Ⅲ组淋巴结转移少见。中位腋清除术腋淋巴结组织学阴性者可能遗留的Ⅲ组淋巴结转移不足2%。因此,单纯从分期准确性的角度看,中位腋淋巴结清除术已足够。

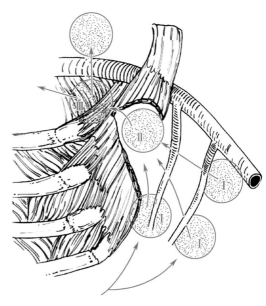

图3-1　腋窝淋巴结分组

在这些研究结果的基础上,20世纪90年代初美国国家卫生研究院(NIH)的共识会议明确提出,乳腺癌患者腋窝淋巴结的常规清扫范围是Ⅰ、Ⅱ组淋巴结,只有在Ⅰ、Ⅱ组淋巴结有肉眼可见的明显转移时,才考虑加行Ⅲ组淋巴结的清扫。

第二节　腋窝淋巴结清扫方式的更新

1882年纽约Roosevelt医院的William S.Halsted创造性地提出乳腺癌根治术。Halsted手术的要点为:①在乳腺肿瘤以外,广泛切除皮肤;②充分切除皮下脂肪,细致剥离薄的皮瓣;③完整切除胸大、小肌;④仔细进行腋窝淋巴结清扫,将胸背血管、神经束一并切除。但Halsted手术是一个毁坏性的手术,术后胸壁的外形丑陋,为广大患者所厌恶。Auchincloss于1951年提出的术式,即胸大肌与胸小肌都予以保留,切除乳房与胸大肌筋膜,腋窝淋巴结清扫至胸小肌内缘水平,即不清扫锁骨下淋巴结,清除胸肌间淋巴结而保留穿过胸小肌的中胸肌神经,以便更好地防止术后胸大肌萎缩。Auchincloss术式与Halsted术式术后相比较,无论是形态的美观上,还是胸部生理运动学改善上均有很大的提高,同时对于上肢运动功能的受限和上肢水肿均有很大程度的减轻。20世纪60年代以Auchincloss术式为代表的改良根治术迅速取代根治术成为乳腺癌治疗的标准术式。

但腋窝淋巴结清扫后仍避免不了大大的切口瘢痕,而且并发症如长期淋巴水肿、上肢肿胀、疼痛、感觉异常，以及肩部运动受限时有发生。其发生原因多与血管、淋巴管以及神经等的损伤有关（图3-2）。

20世纪后期，随着微创外科理论逐步成熟和作为微创外科重要标志的腔镜手术迅速发展，乳腺外科医师也开始探索在保证腋窝清扫彻底的同时，进一步减少并发症，更好地恢复上肢功能和改善胸、腋形态美观的新手术方法，腔镜腋窝淋巴结清扫术（mastoscopic axillary lymph node dissection，MALND）应运而生[8-10]。

借助腔镜显像系统的放大功能，MALND解剖清晰，可以确认和保留腋窝重要的血管神经结构，最大限度地避免对腋窝血管淋巴管和神经的损伤。常规腋窝清扫术患者处于仰卧位，手术视角是自上而下，腋窝暴露欠佳，在第Ⅰ组的清扫时视野尚可，但在第Ⅱ、Ⅲ组及Rotter淋巴结清扫时，就必须将胸大肌或胸小肌向内侧牵拉。而MALND手术视野由外而内，与腋窝平面平行，使原本难以观察及清扫的第Ⅱ、Ⅲ组及Rotter淋巴结显露更加清晰，清扫更加容易。其次，常规手术先切除乳房，再清扫腋窝淋巴结，这样势必在切除肿瘤时由于对瘤体的挤压使肿瘤细胞通过尚未阻断的淋巴系统扩散。再次，MALND手术只需在腋下部位打三个小孔，术后全身情况和关节活动恢复明显加快，最大限度减少了常规腋窝淋巴清扫手术后一些并发症的发生和功能性损害。因此，MALND在保证手术安全可靠和肿瘤切除的前提下，获得了良好的功能和外形效果（图3-3）。

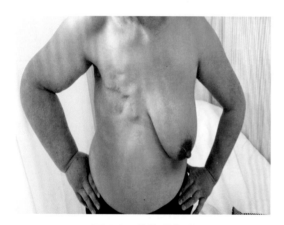

图3-2　传统手术后

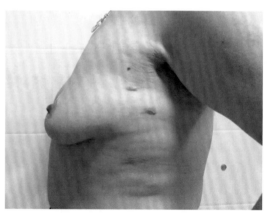

图3-3　MALND术后

自从Suzanne等1993年报道采用脂肪抽吸术可完成MALND后，已有多个中心采用相同方法对此项技术的可行性和安全性进行了验证评价。首都医科大学附属复兴医院自2003年开始探索及研究该技术。该技术是将一定量的脂肪溶解剂注入腋窝皮下，待脂肪充分溶解后用吸引器将溶解的脂肪组织抽出，注入CO_2气体使之形成腔镜操作空间。为了探讨腔镜乳腺腋窝淋巴结清扫术的临床效果，Salvat等进行了一项随机对照研究，比较腔镜乳腺手术与常规手术进行乳癌腋窝淋巴结切除的结果。腔镜手术组将150ml的脂肪溶解液注入患者腋窝，待抽吸溶解的腋窝淋巴结周围脂肪组织后将CO_2注入其中，行腔镜腋窝淋巴结切除术。结果表明，腔镜操作组的手术时间明显长于常规手术组，前者平均手术时间为60.9分钟，后者为33.3分钟；但两组患者在住院时间、手术并发症、淋巴结大小、切除淋巴结数目等方面均无显著差异[11-18]。腔镜手术组切口明显缩小，美容效果好，患者更易于接受。

已有详细的研究证实，MALND 手术的切除淋巴结个数、术后症状、引流时间、引流液量等指标，与常规开放性腋窝淋巴结切除手术组相比均无显著差异，而长期并发症如上肢功能障碍、严重的疼痛、水肿以及与活动有关的并发症上，腔镜手术组比常规手术组明显减少。脂肪抽吸不会改变淋巴结的病理学特征，不会影响淋巴结切除的质量。此后，采用脂肪抽吸及腔镜进行腋窝淋巴结清扫的临床应用不断出现新的报道。目前，这一技术已成为腔镜腋窝淋巴结清扫的最常用的方法。

验证一项新的外科技术，需要客观评价其实用性、长期效果及并发症，并与常规手术方法相比较[19]。有学者认为抽脂术可能会破坏淋巴结的完整性并增加肿瘤扩散的机会，同时脂肪溶解亦有一定的副作用。为避免由抽脂术引起的肿瘤扩散等问题，1999 年 Kamprath[20]等在未行抽脂的情况下进行了 MALND，采用锐性分离法代替脂肪抽吸术，结果表明，腔镜下腋窝锐性分离方法同样安全可靠。2001 年 Malur[21]等采用相同的技术对 100 例浸润性乳腺癌施行腔镜腋窝淋巴结清扫手术，结合文献资料，作者认为 MALND 有很好的美容结果，同时患者术后受手术局部的不良感觉影响较小。Kuehn[22]等比较了 53 例腔镜乳腺癌腋窝淋巴结清扫及 396 例常规手术方法切除的结果，并进行了较长时间的随访。其评价指标包括术中指标：手术时间、切除淋巴结个数；术前和术后症状；近期并发症：引流时间、引流液量；以及远期并发症：切口周围及上肢疼痛、麻木、上肢运动功能及水肿等情况，并对两组上肢并发症的发生率及严重性进行了比较。结果发现，平均淋巴结个数为 17 个（10~28 个），术后引流液的量平均 372ml，上肢水肿发生率为 23.5%（8/34），上述指标与常规手术组相比均无显著差异。而长期并发症如上肢功能障碍、严重的疼痛、水肿以及与活动有关的并发症腔镜手术组比常规手术组明显减少。2012 年首都医科大学附属复兴医院骆成玉教授在国内组织的多中心研究比较了 496 例腔镜乳腺癌腋窝淋巴结清扫及 500 例常规手术方法切除的结果，并进行了较长时间的随访。腔镜组与传统组在腋窝复发、锁骨上淋巴结转移、同侧乳腺复发、对侧新发癌等方面没有显著差别，而远处转移概率腔镜组反而略优于传统组（表 3-1）。由此得出结论，腔镜腋窝淋巴结清扫术美容效果好、远期并发症较少[23]。

表 3-1　腔镜腋窝淋巴结清扫及传统腋窝淋巴结清扫（CALND）不良事件和
死亡情况的长期随访

事件	CALND（n=500）	MALND（n=496）	P 值
腋窝复发	5	6	0.75
锁骨上淋巴结转移	4	6	0.51
同侧乳腺复发	7	5	0.57
对侧新发癌	8	6	0.60
远处转移	141	113	0.04
其他原发肿瘤	8	11	0.48
总计	173	147	0.09
死于乳腺癌	82	64	0.12
死于其他原因	25	27	0.75

国外有学者认为,MALND 手术太费时,为 60~150 分钟。首都医科大学附属复兴医院乳腺疾病微创治疗中心在开展伊始手术时间也较长,实施 10 例左右后,手术时间一般在 1 小时之内。如果术者和扶镜助手相对固定,半小时即可完成手术,比常规开放性腋窝淋巴结切除的手术时间还要短。当然,正确的手术径路、术者对腋窝解剖的熟悉和腔镜下精细的操作技术才是关键。如果在腋窝淋巴结切除开始之前,合理安排脂肪溶解液注射和抽吸的时间,就不必浪费溶脂的等待时间[24-28]。

腔镜下腋窝淋巴结清扫术以其在微小切口下完成大范围复杂操作,出血少,对机体干扰小,在明显减少常规手术并发症和突出的美容效果以及促进乳腺癌术后患者精神心理康复等方面所体现出的优势已逐步被广大乳腺外科医师所学习及采用,符合黄志强院士提出的"能得到比现行标准的外科手术更小的创痛、更佳的内环境稳定状态、更准确的手术结果、更短的住院时日、更好的心理效应"的微创外科的概念。

第三节 腔镜乳腺腋窝淋巴结清扫手术技术

常规开放性腋窝淋巴结清扫手术中一项繁琐工作就是分离切除腋窝部大量脂肪,手术时必须将脂肪从腋窝周壁以及血管神经周围钝锐性剥离下来。然而在基于脂肪抽吸术的 MALND 新技术中,腋窝部位脂肪被溶解、抽吸后,放入 trocar,充起气腔,原本实性的腋窝变得似蜘蛛网状结构、肿大的淋巴结就像蜘蛛悬挂在网上,通过器械很容易完成操作。同时,腔镜可抵达狭窄的腋窝并放大局部视野,手术解剖清晰,对肋间臂神经、腋静脉、胸长胸背神经、胸内侧神经以及腋窝淋巴脂肪组织的识别和保护作用更确切,有利于进行腋窝淋巴结清扫,保证了手术的安全可靠。当然,精细的腔镜下操作技术、术者对腋窝细致解剖结构的熟悉和正确的手术流程才是手术顺利进行的基本保障。

一、手术适应证

乳腺癌患者具备常规腋窝淋巴结清扫术指征,且同时具备下列条件者:①无腋窝手术史;②临床检查、超声和 X 线检查腋窝淋巴结分级均 ≤ N_2;③肿大的淋巴结与腋血管、神经无明显粘连者。

二、术前准备

1. 一般术前检查与常规手术要求相同。

2. 伴有可能影响手术的心肺疾病、高血压、糖尿病、严重贫血和凝血功能障碍等疾病者,应在伴随疾病得到控制或改善后实施手术。

3. 尽量通过超声、X 线检查精确定位病灶。

4. 排除各种手术禁忌证。

5. 术前禁食 6 小时以上。

6. 配制脂肪溶解液:①生理盐水 200~250ml、双蒸水(或蒸馏水)200~250ml;② 2% 利多卡因 20ml 和 0.5~1mg 肾上腺素的混合液。

7. 麻醉与体位

麻醉:①全身麻醉;②局部浸润麻醉或加静脉强化。对于合并严重心脑血管、呼吸系统疾病和糖尿病的年老体弱的乳腺癌患者以及惧怕或无法实施气管内插管的可考虑给予局部浸润麻醉或加静脉强化。

体位:患者取仰卧位,上肢外展 90°。将上肢固定于头架上,调整手术床使手术侧抬高15°(图 3-4)。

三、手术步骤

1. **腋窝脂肪抽吸**　全身麻醉后于腋窝多点、分层次注入脂肪溶解液,注入体积200~500ml,可根据患者的胖瘦调整注射量。15 分钟后,从腋窝下方腋中线乳头水平上方戳孔 1cm,伸入顶端钝圆、开口在侧方(避免在脂肪抽吸时损伤腋静脉)的负压吸引器头,抽吸腋窝脂肪,由深方深筋膜深层包绕的腋腔位置向浅方逐层抽吸,突破深筋膜深层后吸脂无明显阻力,同时能感到肋间臂神经的存在。吸脂过程中避免暴力操作,避免侧孔朝向腋静脉、胸侧壁以及背阔肌前缘,以免引起神经和血管的损伤。深筋膜深浅层之间吸脂时有一定阻力,但此层次无明显血管,因此吸脂可有一定力度。同时尽量避免再由浅层重新回到深层抽吸(图 3-5)。

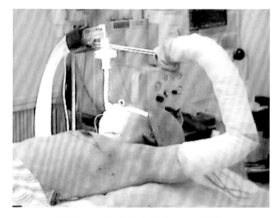

图 3-4　手术体位和 trocar 位置

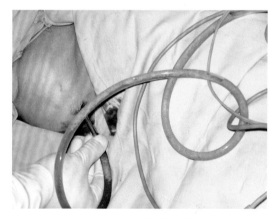

图 3-5　抽吸腋窝脂肪

2. **腋窝气腔的建立**　于脂肪抽吸孔置入 10mm trocar,固定于皮肤,注气,使气压控制在 8mmHg 左右。

3. **腋窝淋巴结清扫**　从 10mm 的 trocar 孔放入 30° 角 10mm 腔镜,在腋窝上部胸大肌外侧缘和背阔肌前缘各切 5mm 的 trocar 孔,旋入塑料螺纹 trocar,插入短臂分离钳和电剪,进行分离(图 3-6)。

4. 剪断形如蜘蛛网样的纤维间隔,剔除附着在血管神经间隔上的脂肪和淋巴结,切下的少量组织可直接从 5mm 的 trocar 取出,较多的组织可立即从 10mm 的 trocar 取出,此时应从腋窝上方前端 trocar 中,另放入 0° 角 5mm 腔镜作为观察镜。也可将较多的组织暂时放在腋腔底部,分批取出(图 3-7)。

5. **分离路线**　原则上从气腔中央向腋顶部分离,直至见到腋窝重要标志——腋静脉,剔下其前下方的脂肪淋巴组织,然后转向两侧、向下分离,完成腋窝Ⅰ、Ⅱ组淋巴结的切除(图 3-8)。

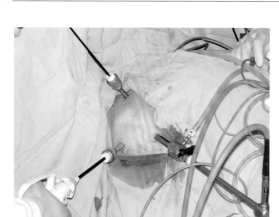

图 3-6　腋窝 3 个 trocar 安置完毕

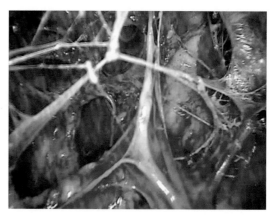

图 3-7　腋窝脂肪溶解抽吸后,充起气腔,
实性的腋窝变得像蜘蛛网样

6. 腋窝创面的处理　为了尽量预防腋窝肿瘤复发或 trocar 处种植机会,我们强调在手术即将结束时,使用温蒸馏水冲洗腋窝,以期杀灭腋窝可能残留的游离癌细胞,如同对胃肠道肿瘤术中温蒸馏水灌洗腹腔一样。手术操作完成后拔出穿刺锥鞘,从前方操作孔用 50ml 注射器加压推入 500ml 左右的蒸馏水,冲洗腋窝。此时带有细小脂肪块或组织碎屑的蒸馏水就会一起从后方操作孔以及腔镜入孔溢出,可以用弯盘在腋窝下方接收。放置引流管一根,从腋窝下方的 trocar 孔引出,加压包扎,接负压吸引(图 3-9)。

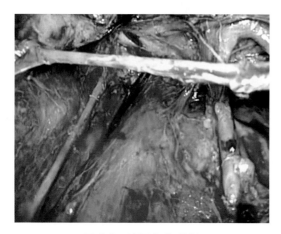

图 3-8　清扫完 Ⅰ、Ⅱ 组

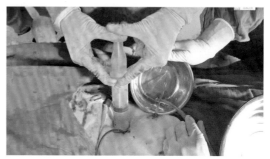

图 3-9　腋腔冲洗

四、淋巴结清扫的"六步"流程

正确的手术流程一方面可确保手术安全,另一方面可大大加快手术速度。

1. 肋间臂神经　肋间臂神经是手术最先碰到的主要结构,位置表浅。腋窝充气、置入腔镜后,稍加分离蜘蛛网状结构,在腋窝中部即可"遭遇"横跨于腋窝腔、像"横梁"的 1~3 根较粗的肋间臂神经条索,不要误以为是无用的结构而剪断。常规腋窝淋巴结清扫术中常将其切除,术后可致患者患侧上臂内侧感觉障碍,如麻木、疼痛、烧灼感或痛觉温觉迟钝等,范围有 15cm×6cm~5cm×4cm,感觉异常发生率达 47.5%,疼痛者达 26.5%,相当一部分患者的感觉障碍属难恢复性的。肋间臂神经由第 2 肋间神经外侧皮支的后支,与第 1、3 肋间神经的外侧皮支(有时还包括臂内侧皮神经)组成。此神经于前、侧胸壁交界处,即胸长神经前 2~3cm 处穿过肋间肌和前锯肌,向外侧走行于腋静脉下方的脂肪组织中,横过腋窝,于背阔肌前方穿臂固有筋膜进入上臂内侧,分布至上臂内侧及背侧皮肤,下可达鹰嘴附近。该神经在腋窝行径中有许多淋巴结与其伴行,用电剪剔除其上的脂肪淋巴组织(图 3-10~ 图 3-13)。保留肋间臂神经能使患臂内侧感觉障碍,如麻木、疼痛、烧灼感或痛觉温觉迟钝等的发生率大幅度减低。

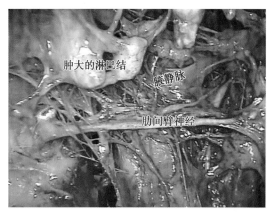

图 3-10 肋间臂神经横跨于腋窝中央,后方是腋静脉,肿大的淋巴结悬吊于左上方

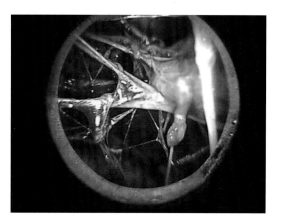

图 3-11 刚进镜不久,肿大的淋巴结悬吊在蜘蛛网状条索样组织上

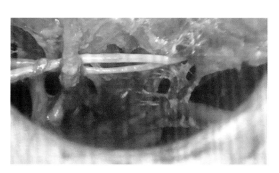

图 3-12 刚进镜不久,横架于腋窝中部的肋间臂神经呈现在镜头前,手术尚未向深部进行

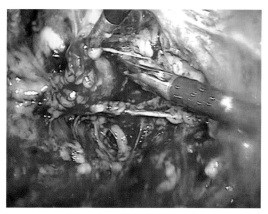

图 3-13 正在清理肋间臂神经和腋静脉之间肿大的淋巴结

2. 腋静脉 越过肋间臂神经,从气腔中央直指腋窝顶部推进腔镜,在肋间臂神经的前下方即为腋静脉中部的解剖学位置。脂肪抽吸特别充分时,腋静脉已能清晰可见;如果腋静脉周围脂肪抽吸不够彻底,此时应该根据腋静脉解剖学行程,小心分离其表面的脂肪纤维组织和腋血管鞘,发蓝的腋静脉就会显露,上方为腋动脉、有搏动,最上后方白色的是臂丛。一

旦腋静脉清楚暴露,就可放心大胆地进行操作,向下的小分支用电剪带电夹住剪断即可,必须保留粗大的分支,此为肩胛下血管(图 3-14~图 3-17)。

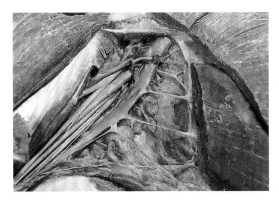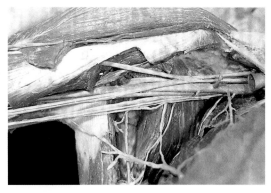

图 3-14　腋静脉解剖位置

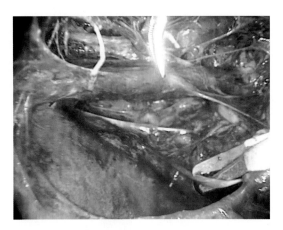

图 3-15　腋静脉周围脂肪溶解抽吸十分彻底

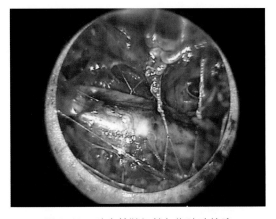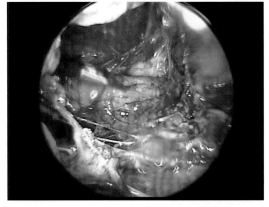

图 3-16　腋血管鞘仍然包绕腋动静脉　　　　图 3-17　腋血管鞘刚打开后,腋静脉显露

3. **肩胛下血管和胸背神经血管** 腋窝部腋静脉中段略向底部、再向下方走行的片状条索为肩胛下血管,主干2~3cm,很快发出转向外后的旋肩胛动脉及其向下的延伸——胸背血管。胸背神经起自锁骨下部的臂丛神经后束,达腋静脉下方时它在肩胛下血管的内侧,随后向外下行走,锐角斜跨于胸背血管上方,和胸背动脉伴行,支配背阔肌。它们"躺"在腋窝后壁,后方为肩胛下肌和背阔肌(图3-18)。

4. **胸长神经** 胸长神经起自臂丛神经的根部C5、C6、C7脊神经,位置深在、比较隐蔽,从腋顶深处钻出,沿胸侧壁下行分布到前锯肌。手术时,应该提起胸廓外下方与腋窝底部交界处最深面的脂肪组织,胸长神经似"电线"被拉紧,剔除周围脂肪淋巴组织(图3-19)。

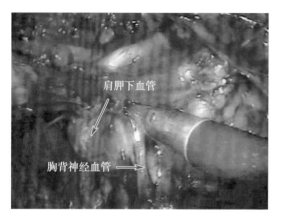

图3-18 肩胛下血管和胸背神经血管

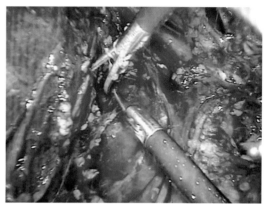

图3-19 胸长神经、胸背神经和腋静脉下方已清理干净

5. **胸外侧动脉和腋静脉胸小肌后段** 胸外侧动脉发自腋动脉,沿胸小肌外缘向下走行至前侧胸壁,常有1~3条,并分出许多细小血管支配乳房、胸肌。所以手术解剖分离过程中很易出血,需特别小心,否则一旦出血,量虽少,却影响视野。常规开放性腋窝淋巴结清扫是将其全部切断。由于它们直径较粗、可以也易于保留,其细小支可以用电剪带电剪断,以防出血影响视野。较粗的分支可以保留,随后向内侧清扫胸小肌后方腋静脉下方的脂肪淋巴组织(即第Ⅱ组淋巴结)(图3-20~图3-21)。

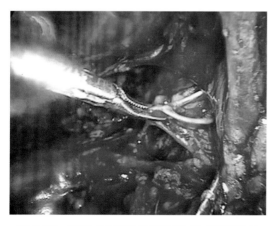

图3-20 腋窝内上部胸外侧血管、手术易出血处

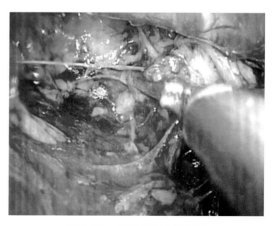

图3-21 腋静脉胸小肌后段

6. 胸大小肌间隙(Rotter 淋巴结)　手术转向内上,进入胸大小肌间隙。胸内侧神经起自臂丛内侧束,穿行于腋动、静脉间,再穿过胸小肌,从胸小肌的中上部穿出,到达胸大肌。由于胸大小肌之间没有其他致密性纤维条索,腔镜下该神经显示良好,只要注意到它的存在,多不会损伤,因而可避免发生虽已保留的胸大肌日后瘫痪萎缩,进而胸部变形,达不到原先期望的胸前局部保持外形和功能的目的(图 3-22~ 图 3-23)。

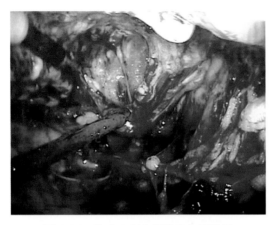
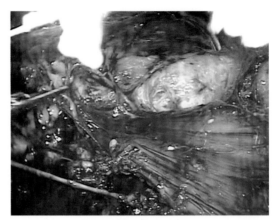

图 3-22　胸大小肌之间的胸内侧神经　　　　图 3-23　胸大小肌之间脂肪结缔组织已经清理
　　　　　　　　　　　　　　　　　　　　　　　　　　完毕,胸内侧神经保留

五、操作要点与难点

　　腔镜腋窝淋巴结清扫特殊的手术视野,实现了腋窝解剖结构的清晰暴露,大大减少了常规腋窝淋巴结清扫手术并发症的发生,手术技术日臻成熟完善,达到了微创、功能和美观三重效果,受到医患双方欢迎。然而,腔镜腋窝淋巴结清扫手术不同于通常的腹腔镜手术,其手术操作空间较小、解剖层次复杂、腋窝部血管神经和脂肪淋巴组织多,给手术增添一定难度,手术技术要求高,需要借助于一些特殊手术器械,一直被认为是腔镜操作的盲区,技术本身存在一定难度。主要表现在:①腋窝部解剖学上是实质组织,本身不存在腔隙,需人为创建操作空间;②不易形成稳定的 CO_2 气体空间;③解剖层次复杂,腋窝部血管神经和脂肪淋巴组织多;④手术操作空间狭小。因此,熟悉腔镜腋窝淋巴结清扫手术操作的各个环节和手术特点,才能避免并发症的发生。

　　1. 适应证选择　临床触诊或彩超检查腋窝淋巴结阴性或腋窝淋巴结肿大直径不超过1cm,原则上均可选择。如果腋窝淋巴结过大或融合成大块,势必造成在本就狭小的空间内操作更困难,好在这种情况临床少见。若肿大的淋巴结经新辅助化疗缩小或消失后,当然也可考虑。

　　2. 腋窝操作空间的建立　腔镜腋窝淋巴结清扫技术的关键是在腋窝建立视野良好的操作空间。已有采用脂肪溶解抽吸 + 充气、气囊扩张钝性分离 + 皮瓣外部牵拉和气囊扩张钝性分离 + 充气三种方法。但后两者费时费力、操作困难。脂肪溶解抽吸、结合气腔建立,较为方便,必要时可以用布巾钳提起皮瓣的辅助外部牵拉,以暴露视野不好的局部区域,目前也以脂肪溶解抽吸应用较多。脂肪溶解抽吸后,充起腋窝气腔,使实性的腋窝变得似蜘蛛网样结构,增大的淋巴结就像蜘蛛悬吊在网上,通过器械很容易完成操作。可用分离钳拉开或用电剪的单刃带电切断条索状的纤维索带,如同使用"电刀",可以加快手术速度(图 3-24、图 3-25)。镜下稍粗的血管神经类索带原则上可考虑保留,特别是在重要血管神经沿途,如肋间臂神经、胸前神经、胸外侧血管,只将附在其周围的脂肪淋巴组织剔除,最大限度地避免对血管神经的损伤,这是常规开放性 ALND 无法做到的。

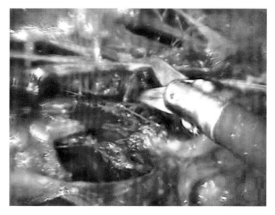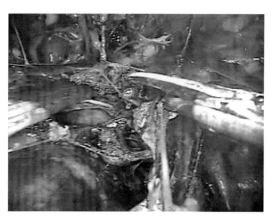

图 3-24 电剪的上方单刃带电切断纤维条索, 如同使用"电刀",手术速度加快

图 3-25 电剪的下方单刃带电切断纤维条索, 如同使用"电刀",手术速度加快

3. 脂肪溶解液注射和脂肪抽吸 腋窝脂肪溶解抽吸的好坏直接影响着淋巴清扫的难易和进度。脂肪溶解抽吸充分,腋窝解剖结构暴露清晰,手术操作减少、速度加快。所以,脂肪溶解液注射和抽吸时应兼顾腋窝各部位,特别是胸背血管周围、胸长神经附近、胸小肌后方的腋静脉及胸大小肌之间等手术操作难点。同时也要注意,传统腋腔指的是包绕胸小肌的深筋膜深层延续到肩胛下肌和前锯肌的腔隙,这个腔隙吸脂较容易,但也不要忽视包绕乳房腺体到腋窝的浅筋膜层和深筋膜层之间的间隙,这里往往存在前哨淋巴结。

4. 穿刺锥鞘的位置及腔镜器械的选择

(1)穿刺锥鞘的正确安置是保证手术顺利进行的前提。首先,腔镜入孔不能太靠前、也不能太靠上。太靠前,镜子不易看到腋窝顶部和胸大小肌间隙,使这些部位成为手术盲区;太靠上,势必遗留胸大肌外下缘的下部区域无法清扫。选择腋中线与乳头水平交叉点作为进镜孔,对于绝大多数患者是合适的。

(2)0° 角短臂腔镜不仅视野小,也不易观察到不规则的腋窝周壁。而通常腹腔镜所用的30° 角长臂的腔镜则易于调整方向,并可借助 30° 角来观察腋窝各个角度,能够很好满足手术操作的需要。

(3)两个操作孔(一个是分离钳,另一个是分离电剪)宁可离腋顶远一点,也不要为了腋顶部操作方便而放在腋窝中上部。操作孔过高意味着远离腔镜入孔,这有可能使腔镜入孔与操作孔之间的清扫变得困难。所以,操作孔与腔镜入孔之间距离以不超过 5cm 为宜。前后两个操作孔最好分别放在胸大肌外侧缘和背阔肌前缘,特别是前方操作孔不能太前,也不能太后。太前太后必然造成在清扫 Rotter 淋巴结时无法挑起胸大肌来暴露胸大小肌间隙,也不方便挑起胸小肌以清扫第 II 组淋巴结。

(4)所用电剪和分离钳应选择直径为 5mm 短臂的,以满足腋窝精细操作要求。

(5) 5mm 短臂超声刀由于其操作头部粗钝,不方便用来切断腋窝部细小条索及剔除重要神经血管周围的脂肪淋巴组织,不推荐使用。但对于乳腺组织部分或全切手术,5mm 短臂超声刀确实很有用。

5. 腋窝气腔压的控制　稳定的腋窝气腔压力是确保手术操作顺利进行的前提。腋窝气腔压力过大可能会增加胸壁皮下气肿发生以及压迫胸廓上部大血管的机会;气腔压过小,气腔会随着呼吸运动而膨胀或萎瘪,吸气时缩小、呼气时扩大,手术无法进行。况且,腋窝部薄层皮肤与 trocar 之间不可能达到腹腔镜时腹壁皮肤与 trocar 那种紧密程度,经常会有少量漏气。因此,必须适当调高气腹机压力上限至 10mmHg,使 CO_2 输入气加大快速,但实际腋窝气腔压只有 7、8mmHg。这样既不会增加手术并发症,同时也消除了因气腔压过小和漏气给手术操作带来的困难。

6. 胸上腹血管的重视　约 1/5 的患者,通过腔镜可见自胸小肌外侧、腋静脉下方、向前胸壁发出一较粗大的静脉支——胸上腹静脉(图 3-26)。手术中如果损伤该静脉,则有可能引起 Mondor 病(Mondor's disease)。胸上腹静脉起源于上腹浅静脉,上行汇至腋静脉或胸外侧静脉,在股静脉和腋静脉之间建立重要的联系,形成上下腔静脉解剖学支流。Mondor 病即是该段静脉的化学性炎症,平时或在乳腺癌术后偶可见此病,表现为该静脉沿途条索状红肿、发硬、疼痛。

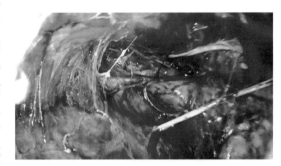

图 3-26　胸上腹静脉保留

7. 上臂淋巴回流的考虑　腋窝淋巴结切除手术后,常见的上肢长期淋巴水肿治疗极为棘手,恢复的可能性很小,重点在于预防。产生的主要原因与腋窝解剖操作有关,手术切断了上臂的淋巴回流径路。其实,上臂的淋巴通过一细小淋巴管,在腋静脉靠上臂处与腋静脉平行并汇入腋静脉。在腔镜微创切除腋窝淋巴结同时,为进一步降低上肢淋巴水肿发生的机会,通常会打开腋静脉外侧的深筋膜深层探查有无肿大淋巴结,但不强求此处的分离,以期保留上臂引流至腋静脉的淋巴管。何况,此处过多剥离已无意义。如果此处都有淋巴结转移,腋窝必定广泛转移淋巴结融合,手术方式另当别论。我们的研究结果证实,避开腋静脉外侧靠上臂局部区域的腋窝淋巴结切除手术有用又安全。

总之,腔镜腋窝淋巴结切除特殊的手术视野,使原本十分隐蔽、但有用的腋窝解剖结构实现了理想又方便的保留,特别是肋间臂神经、胸内侧神经、胸外侧血管、胸上腹静脉。这是常规开放性腋窝淋巴结切除术所不易做到的,除非刻意去解剖保留,其过程也是复杂和费时的,因为这些结构均被大量脂肪纤维组织所埋藏,这充分体现了腔镜腋窝淋巴结切除术的微创和功能效果,显著改变了腋窝淋巴结切除手术的面貌。MALND 代表了乳房外科向微创和功能方向发展的趋势。完成 MALND 的前提条件是术者必须有相当熟练的腹腔镜手术技术,同时必须非常熟悉腋窝区的解剖。所以,熟知腋窝部细致的解剖特点再怎么强调也不过分,就是对于常规开放性腋窝淋巴结切除手术这也是不可或缺的。

腔镜手术同样有一个学习曲线,最初的病例可以尽量用腔镜清扫,然后切开腋窝做常规开放性腋窝切除,以资对比。遵循恰当的手术径路,手术方式标准化无疑会少走弯路,缩短学习曲线,加快手术速度,避免并发症的发生。腔镜腋窝淋巴结清扫手术的开展提高了外科治疗乳腺癌的手术技术含量。伴随着腔镜腋窝淋巴结清扫手术的成熟以及逐步推广和应用,在改变部分手术方法的同时,必将带来某些传统外科理念的变革。此外,腔镜下细致解剖结构的清晰暴露,使我们对手术局部区域解剖结构的再认识,促进了常规开放性手术水平的提升,此点不仅仅反映在腋窝淋巴结清扫手术上。

视频 1　溶脂法腔镜腋窝淋巴结清扫手术

第四节　腔镜乳腺腋窝淋巴结清扫手术出血的预防及对策

溶脂法腔镜腋窝淋巴结清扫手术中出血是最影响操作的事件。一旦出血就会影响手术视野从而加重手术难度;腋静脉的损伤出血是最大的并发症。所以在腔镜腋窝淋巴结清扫手术过程中的一些步骤必须规范操作,预防出血。主要从以下几点说明。

一、溶脂过程

穿刺时,操作者要了解腋动、静脉的走行方向。打溶脂剂的针头偶尔可能会刺入腋窝内血管,针头过了皮肤以后便要带着负压进入组织深方,见血液涌入注射器内时需要拔出注射器,大多数情况下局部压迫数秒即可止血,随后可以继续注射溶脂液。但损伤腋静脉时需要压迫更长时间。

二、吸脂过程

抽吸脂肪时要了解腋静脉的走行,尽量不要超越腋静脉水平。抽吸时如遇小血管分支破裂吸出的脂肪会有少量淡红色,一般对手术不产生任何影响。在浅部深筋膜与浅筋膜之间吸脂时可稍用力,内无明显大血管。在深部腋腔中抽吸时遇到较大阻力时往往提示碰到实质的解剖结构,不要冒进。一般采用人工流产所用的 8 号吸引头不会对腋静脉造成很大损伤。

三、腋静脉

一旦腋静脉损伤破裂会引起一系列的麻烦,必须马上中转开放手术,进行血管吻合。所以腋腔充气后最关键的一点就是处理完肋间臂神经后寻找暴露腋静脉,只有这样才不致盲目操作损伤腋静脉。肋间臂神经的前下方通常是腋静脉中部的解剖学位置。吸脂比较充分的时候仔细寻找腋静脉通常很容易发现。胸肌外缘以外腋静脉的细小分支如需要切断需要远离主干凝断,一般不需要超声刀或止血夹。胸大肌、胸小肌外上缘的胸外侧血管和胸上腹静脉周围的脂肪要小心剔除。分离腋静脉淋巴结,特别是胸小肌后方腋静脉周围有肿大的淋巴结与腋静脉粘连紧密、不易分开时,及时中转开放手术是正确的手术选择。

四、肩胛下血管及胸背血管

在剔除其周围淋巴脂肪组织过程中,分离时可能出现少量出血。可以左手分离钳夹起胸背血管使之紧绷,右手电剪剔除血管周围淋巴脂肪组织。MALND 手术时单极电凝线通常是接在电剪上的,很小的出血点出血,可以直接用电剪单刃通电电凝止血。稍大的出血点可用分离钳夹住出血处小血管,电剪靠到分离钳上电凝止血,或将插在电剪的单核电凝线换插到分离钳上,通电用分离钳止血。

五、胸外侧血管及胸肌间血管

胸外侧血管是本手术较易发生出血的部位。对其细小支可以用电剪带电剪断,较粗的分支可以不必切断而保留。胸大肌、胸小肌间伴行胸中神经的一些血管,往往附着在胸大肌后方,周围脂肪组织与之很容易分开,分离脂肪时小心这些血管进入胸肌处即可。胸大肌、胸小肌间伴行胸中神经的一些血管,往往附着在胸大肌后方,周围脂肪组织与之很容易分开,分离脂肪时小心这些血管进入胸肌处即可。

(刘宝胤 骆成玉)

参考文献

1. ROSEN P P,LESSER M L,KINNE D W,et al.Discontinuous or "skip" metastases in breast carcinoma. Analysis of 1228 axillary dissections [J].Ann Surg,1983,197(3):276-283.
2. CODY H S,EGELI R A,URBAN J A.Rotter's node metastases.Therapeutic and prognostic considerations in early breast carcinoma [J].Ann Surg,1984,199(3):266-270.
3. PIGOTT J,NICHOLS R,MADDOX W A,et al.Metastases to the upper levels of the axillary nodes in carcinoma of the breast and its implications for nodal sampling procedures [J].Surg Gynecol Obstet,1984,158(3):255-259.
4. SCHWARTZ G F,D'UGO D M,Rosenberg A L.Extent of axillary dissection preceding irradiation for carcinoma of the breast [J].Arch Surg,1986,121(12):1395-1398.
5. VERONESI U,RILKE F,LUINI A,et al.Distribution of axillary node metastases by level of invasion.An analysis of 539 cases [J].Cancer,1987,59(4):682-687.
6. HARRIS J R,OSTEEN R T.Patients with early breast cancer benefit from effective axillary treatment [J]. Breast Cancer Res Treat,1985,5(1):17-21.
7. SCHWARTZ G F,D'UGO D M,Rosenberg A L.Extent of axillary dissection preceding irradiation for carcinoma of the breast [J].Arch Surg,1986,121(12):1395-1398.
8. 骆成玉.乳腺肿瘤微创与功能治疗学.北京:人民军医出版社,2006.
9. 姜军.乳腺疾病腔镜治疗.北京:人民卫生出版社,2012.
10. LUO CY,ZHOU YQ,LIN H,et al.A standardized surgical technique for mastoscopic axillary lymph node dissection [J].Surg Laparosc Endosc Percutan Tech,2005,15(3):153-159.
11. 姜军,杨新华,范林军,等.腔镜手术在乳腺疾病外科治疗中的应用[J].中华医学杂志,2005(3):181-183.
12. 骆成玉,张键,林华,等.腋下隐蔽小切口早期乳腺癌保留乳房手术[J].中国微创外科杂志,2004,4(4):52-54.
13. 孟娜,骆成玉,张键,等.经乳晕保乳手术联合常规腋窝淋巴结清扫治疗乳腺癌[J].中国微创外科杂志,

2004(5):388-389.

14. 骆成玉,季晓昕,张键,等.乳腔镜经腋下切口早期乳腺癌保留乳房手术[J].中国普通外科杂志,2004,13(5):324-326.

15. HO W S,YING S Y,CHAN A C.Endoscopic-assisted subcutaneous mastectomy and axillary dissection with immediate mammary prosthesis reconstruction for early breast cancer[J].Surg Endosc,2002,16(2):302.

16. LUINI A,GATTI G,BALLARDINI B,et al.Development of axillary surgery in breast cancer[J].Ann Oncol,2005,16(2):259-262.

17. ATHEY N,GILLIAM A D,SINHA P,et al.Day-case breast cancer axillary surgery[J].Ann R Coll Surg Engl,2005,87(2):96-98.

18. ARNAUD S,HOUVENAEGHEL G.Patients' and surgeons' perspectives on axillary surgery for breast cancer[J].Eur J Surg Oncol,2004,30(7):735-743.

19. 骆成玉.乳腔镜腋窝淋巴结清扫手术应注意的几个问题[J].中国普外基础与临床杂志,2005(3):210-211.

20. KAMPRATH S,BECHLER J,KÜHNE-HEID R,et al.Endoscopic axillary lymphadenectomy without prior liposuction.Development of a technique and initial experience[J].Surg Endosc,1999,13(12):1226-1229.

21. MALUR S,BECHLER J,SCHNEIDER A.Endoscopic axillary lymphadenectomy without prior liposuction in 100 patients with invasive breast cancer[J].Surg Laparosc Endosc Percutan Tech,2001,11(1):38-41;discussion 42.

22. KUEHN T,SANTJOHANSER C,GRAB D,et al.Endoscopic axillary surgery in breast cancer[J].Br J Surg,2001,88(5):698-703.

23. LUO CY,GUO WB,YANG J,et al.Comparison of mastoscopic and conventional axillary lymph node dissection in breast cancer:long-term results from a randomized,multicenter trial[J].Mayo Clinic Proceedings,2012,87(12):1153-1161.

24. 骆成玉,季晓昕,张键,等.乳腔镜腋窝淋巴结清扫的手术技术[J].中华外科杂志,2005(1):21-24.

25. 林华,骆成玉,薛镭,等.乳腔镜下行保留肋间臂神经的腋淋巴结清扫术[J].中华普通外科杂志,2005(1):66-67.

26. 骆成玉,周永桥,林华,等.乳腔镜腋窝淋巴结切除手术的解剖与技术(附291例次手术经验)[J].中国实用外科杂志,2004(11):685-687.

27. 骆成玉,张键,林华,等.电视乳腔镜乳腺癌腋窝淋巴结清扫86例临床分析[J].中华医学杂志,2003(22):1946-1948.

28. 季晓昕,骆成玉.腔镜技术在乳腺疾病中的应用[J].中国普外基础与临床杂志,2004(3):213-215.

04

第四章
乳腺癌腔镜保乳手术

一、概述

乳腺癌保乳手术(breast-conserving surgery,BCS)是当前毋庸置疑的首选术式,该术式在获得不劣于乳房全切术的局部复发率与生存率的同时,更好地保留了乳房的外形[1-3]。同时,良好的乳房"外形"不等同于良好的乳房"外观",即使是保乳手术保留了乳房的轮廓,但术后仍然会遗留两处手术瘢痕(一处为行前哨淋巴结活检术,另一处为行保乳手术),其中用于局部扩大切除术的手术瘢痕,偏偏位于最需要美观的乳房表面。外科医师往往忽略了女性患者对尽可能隐藏瘢痕的渴望,过分主观地认为乳房表面这一道长约 10cm 的切口于美观无碍。然而从我们的一项回顾性研究来看,结果并非如此[4]。这也是我们最初尝试使用腔镜技术完成保乳手术,从而寻求彻底隐藏乳房表面手术瘢痕的初衷。然而在最初开展这项工作时,我们发现国内几乎没有相关报道;以日本学者为主的外科医师曾进行过一些探索,但由于器械等多种原因,无法直接引入国内的临床工作之中[5]。在随后的一段时间,首都医科大学附属北京友谊医院乳腺外科通过一系列的尝试与调整,总结出了一套单孔法腔镜保乳手术(single-port endoscopic breast conserving surgery,SE-BCS)的方法与流程,可以借助能够获得的手术器械,仅仅采用长约 2.5cm 的腋窝切口,同时完成乳房病损的局部扩大切除术与前哨淋巴结活检术,从而彻底消除乳房表面的手术瘢痕。

二、手术适应证及禁忌证

(一)适应证

①体格检查、影像学检查及术前穿刺病理证实为Ⅰ期及Ⅱ期的浸润性乳腺癌;②由磁共振检查确定的单中心病灶患者;③肿瘤距乳头边缘 >3cm、肿瘤最大径 ≤ 3cm、腋窝淋巴结无明显融合且与腋静脉及臂丛神经无粘连;④相对肿瘤体积,患者乳腺腺体容量充足。

(二) 禁忌证

①弥漫可疑癌灶或微钙化灶,不能通过局部广泛切除达到切缘阴性而不影响美观;②伴有不能控制的内科疾病(包括 6 个月内出现的心脑血管疾病);③不能接受全麻手术治疗;④妊娠或哺乳期妇女;⑤存在既往胸壁放疗史或活动性皮肤疾病影响保乳术后放疗者。

三、术前准备

患者体位及肿瘤体表标记

患者取平卧及患侧上肢 45° 外展位,患侧的躯干边缘应该与手术床的边缘平齐。如果手术床超出躯干过多,腔镜器械的手柄容易受到手术床边缘的干扰。将手术床的患侧摇高,直至单孔切口与肿物位于同一水平,将有利于后续腔镜操作的进行。

切口选择在患侧腋窝褶皱或副乳的下皱襞处,长度约 2.5cm(图 4-1)。注意切口腹侧不可超越腋前线,否则术后就无法被上肢遮挡。我们习惯术前根据上肢自然下垂的位置,判断切口的最前端是否真的已经隐藏在上臂之后。切口也不宜过分靠背侧,否则进行很偏于腹侧的局部扩大切除术时会十分困难。

首先在患侧乳晕边缘皮内注射示踪剂以便标记前哨淋巴结。选取触诊肿物边缘以外 1cm 处作为预计切缘。注意不建议使用彩超定位切缘,因为彩超描画的病变范围,常小于实际范围,所以有切除不足的可能;而触诊所得的肿物边缘,常略大于真实病变范围,故进一步外扩 1cm,通常能够获得阴性切缘。在一些文献中建议外扩 2cm,我们的经验是会出现切除腺体过多、难以整复的问题,而 1cm 的周围腺体切除,则能够很好地兼顾阴性切缘与术后乳房的外观。另外,需要重视钼靶检查中显示的毛刺与癌性钙化,应该根据这二者的方位与波及程度,适当扩大切除范围;在我们的日常工作中,也经常发现钼靶显示肿物较小、但毛刺过长的病例,如果没有扩大切除范围,甚至转而选择乳房全切,会导致保乳手术后短期内局部复发(通常在 1.5 年以内)。

在预计切缘,以亚甲蓝进行全周、全层注射,以便将拟切除的范围进行标记、方便在腔镜下确认切除界限。所谓全周注射,是指要环绕肿物一周进行较为密集的标记,且注射间距不得宽于 1cm,以免术中无法准确的根据蓝染标记确定切除路线(图 4-1);全层注射,则是指注射深度由皮下组织至乳房后间隙的全层,以保证腔镜视野下全层有蓝染组织的指引。

在全层注射的过程中,以皮下的亚甲蓝注射最为重要,因为置入腔镜后最先看到的是皮下组织和腺体浅层,这一层如果没有标记,就会在腔镜手术初始无从下手;腺体层固然致密,但仍能够在每一个进针点,留存一条垂直的"线样"亚甲蓝标记(图 4-2),指引腔镜垂直切除的方位;乳房后间隙的注射量一定要小,否则亚甲蓝会在这个天然间隙弥漫,导致视野不清、分离胸大肌筋膜困难。所以,总结术前亚甲蓝注射的关键,可以用"密而少"来概括。

四、手术步骤

(一) 前哨淋巴结活检术

通过腋窝的同一个单孔小切口(图 4-1),直视下完成前哨淋巴结活检术。

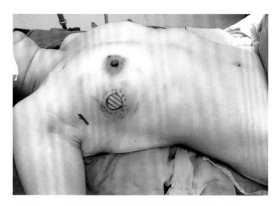

图 4-1　单孔切口选择在腋窝，长度仅为 2.5cm。亚甲蓝全周、全层注射，标记拟切除范围。前哨淋巴结活检同样通过这一小切口直视下完成

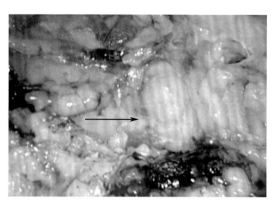

图 4-2　亚甲蓝全层注射。黑箭头处为腺体层内的垂直线样蓝染标记

（二）腔镜空间的建立

首先需游离腺体浅层。腺体浅层的先行游离，有利于随后悬吊或充气时，手术操作空间的显现。切开皮肤及皮下组织，在肿物浅层的皮下注射 0.2% 肾上腺素盐水（0.5ml 肾上腺素 +250ml 0.9% 生理盐水）以便初步使皮瓣与深层腺体初步分层，并减少后续分离时的出血（图 4-3）。随后以隧道器进一步钝性分离皮瓣与腺体浅层之间的间隙（图 4-4）。在注水和隧道器游离后，腺体浅层的间隙已经显现。可以置入腔镜，使用腔镜剪刀切断 Cooper 韧带（图 4-5）、游离腺体与皮瓣。也可以经单孔小切口将手术刀伸入这一间隙，水平方向轻轻划动，轻松完成腺体浅层的游离。

在保乳手术时，需要在肿物浅层以外的区域，保留适当的皮下脂肪，以免术后外形塌陷，所以我们在进行腔镜保乳手术时不采用

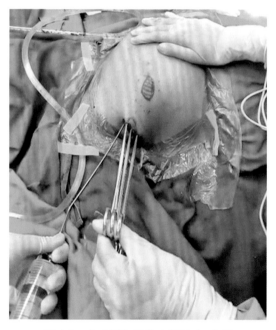

图 4-3　在皮瓣与腺体之间注水、分层

吸脂的方法。利用上述方法，可以迅速而极少出血地完成腺体浅层游离。腺体浅层的游离范围，需超越预切除范围。因为在手术进行到对拢缝合腺体的步骤时，也是需要将残腔腺体的浅层与皮瓣游离以增加腺体瓣的活动度，所以我们习惯在腔镜空间建立时直接将这一部分腺体浅层预先游离出来。

分离皮瓣和腺体浅层后，就可以开始建立腔镜所需空间了。腔镜空间建立的方法有下面两种：

1. 悬吊法　我们最初采用悬吊法来建立手术空间。在有些文献中，完成悬吊法腔镜空间建立可以使用较大的直角拉钩[6]经切口伸入到皮瓣深方，由助手向上牵拉实现。但这种

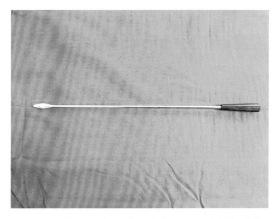

图 4-4　使用隧道器,进一步将注水后皮瓣与腺体之间的层次分离

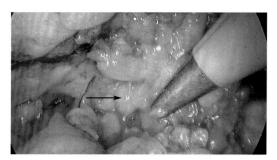

图 4-5　腔镜下可以清楚地看到 Cooper 韧带(黑色箭头)

方法空间较狭小,随着助手的疲惫和抖动,空间也不够稳定;另外,经切口插入拉钩的方法只是"腔镜辅助"手术,谈不上真正的腔镜手术。我们使用专用的免充气悬吊器械,使用穿刺针"梯形"穿过预切除范围周围的皮肤(图 4-6),再以悬吊支架和悬吊拉链(图 4-7)将皮瓣以一整个平面的形式吊起(图 4-8),从而使已经游离好的皮瓣和腺体之间的空间显露。在建立极其稳定的手术操作空间的同时,节省了一个人力,并实现真正的腔镜手术。这种悬吊方法可获得高度稳定和相对满意的空间,不足之处是很难将全部皮瓣均匀悬吊,从而会有部分术野暴露不够充分[4,7,8]。

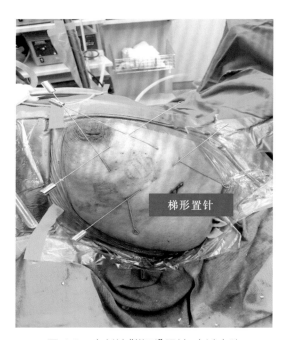

图 4-6　穿刺针"梯形"置针,穿过皮肤

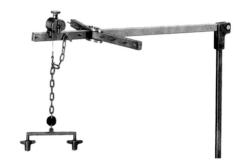

图 4-7　免充气悬吊器械的悬吊支架和悬吊拉链

在利用悬吊法建立手术空间后,将免充气悬吊器械套装中的螺纹 trocar 缝合至单孔切口处,经由螺纹 trocar 置入腔镜与手术器械,从而完成手术(图 4-9)。我们使用腹腔镜手术常用的分离钳等手术器械,而不使用专为单孔腔镜手术设计的有拐角的手术器械,因为腔镜乳腺手术的腔隙较小,有拐角的器械在有限的空间内反而无法施展。

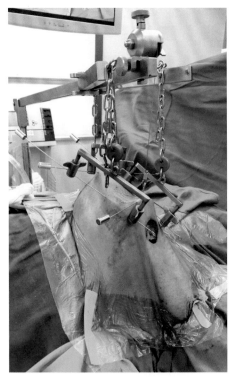

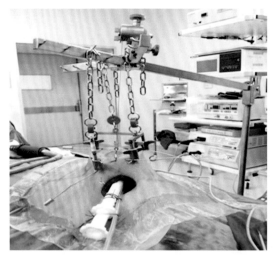

图 4-8　使用悬吊法将乳房皮瓣吊起,从而建立手术空间

图 4-9　将螺纹 trocar 固定于单孔切口,以便置入腔镜器械

2. 充气法　考虑悬吊法的视野问题,我们参考了腹部单孔腔镜手术的经验,借助单孔腔镜套装置入腔镜及手术器械并避免漏气,利用充气法建立手术操作所需空间。首先置入套装中的"切口撑开圈套",将单孔小切口撑开(图 4-10),随后以单孔套筒与切口撑开圈套连接(图 4-11)。单孔套筒侧方有两个连接口,分别可以用于连接 CO_2 气体(流量 8L/min,压力 8mmHg)和排出烟雾的吸引器。单孔套筒有四个通路,可以分别用于置入 30° 腔镜和分离钳、电钩等腔镜器械。

充气法是我们进行腔镜保乳手术最常用的腔镜空间建立方式,因为充气建立的间隙非常充分且均匀,非常有利于随后的操作。这一方法的不足是在气腹机出现故障或为了排出烟雾而放气时,会由于压力不足而出现一过性的空间缺失。

悬吊法及充气法腔镜空间建立方法的比较见表 4-1。

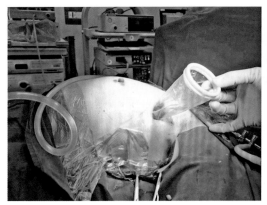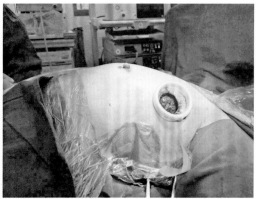

图 4-10 单孔套筒的切口撑开圈套,同时用来与充气套筒连接

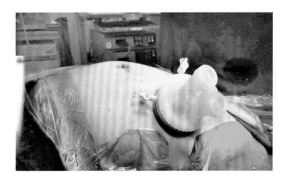

图 4-11 单孔套筒的充气装置,与 CO_2 连接,并置入
腔镜及器械

表 4-1 两种腔镜空间建立方法的比较

项目	悬吊法	充气法
建立空间方式	悬吊	充气
特殊器械	悬吊拉钩	单孔套筒
优点	空间稳定 无皮下气肿	空间均匀充分
不足	空间欠均匀充分	不稳定 可出现皮下气肿

(三)单孔腔镜完成局部扩大切除术

在建立腔镜操作所需空间后,经单孔套筒置入 30° 角腔镜及分离钳、腔镜电钩各 1 把。在行腔镜乳腺手术时,几乎所有角落都需要进行手术操作,所以较腹腔镜手术更需要 30° 角腔镜,以便通过旋转镜头充分观察到所有空间。随后根据此前在肿物全周、全层注射的亚甲蓝染色,在腔镜的视野下根据蓝染标记,环拟切除范围一周,圆柱形切除标本直至胸大肌筋膜。在腔镜下去除胸大肌筋膜、完成标本的彻底游离(图 4-12)。

在取出标本前,需要以 Hemlock 夹标记标本的外缘(2 枚)与下缘(1 枚),以免取出没有皮肤的标本后无法分辨各个切缘。经切口撑开圈套取出标本(图 4-13)。取出标本后剖开,确认切除范围是否足够。由于有亚甲蓝标记切除范围,通常肿物会恰好居于标本正中。若标本偏于一侧且距离切缘过近,则需要在腔镜下适当扩大切除对应部位的残腔腺体。

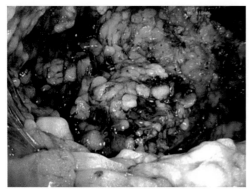

图 4-12 标本已完全游离,可见沾染亚甲蓝的标本与残腔

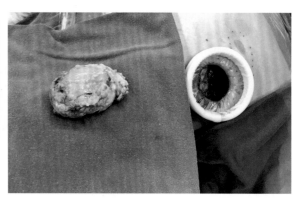

图 4-13 经切口撑开圈套,取出标本,可见标本环周蓝染

快速冷冻病理切片检查:切取乳房原发病灶周缘尚有亚甲蓝沾染的乳腺组织(根据情况切取肿物上切缘、下切缘、内切缘、外切缘、浅层组织、深层组织),送冷冻病理检查。若冷冻病理切片结果提示存在癌残留则行扩大切除,直至获得阴性切缘;如果二次扩大切除冷冻病理组织检查仍显示切缘阳性,则改行乳房全切术。当冷冻病理组织检查提示切缘阴性后,应在残腔的腺体切缘,以腔镜施夹钳留置钛夹作为术后放射治疗的标记。

(四) 修复保乳术后的缺损

笔者使用倒刺缝线进行腔镜下缝合。多数情况下,在肿物局部扩大切除术后,腺体的缺损可以在适当游离两侧腺体后直接对拢缝合。在缺损较大时,我们会将残腔外缘的腺体做一个"L"形切开,从而形成一个位于残腔外侧的"舌形"腺体瓣。向残腔内旋转腺体瓣,并与残腔的上切缘、下切缘对拢缝合,这样就可以修复残腔的缺损(图 4-14)。在缺损非常大、即使使用"舌形"腺体瓣旋转也无法修复缺损时,笔者习惯使用腔镜大网膜乳房肿瘤整形手术或腔镜背阔肌肌瓣乳房肿瘤整形手术的方法,修补缺损、恢复乳房的外形(具体请见第七章)。

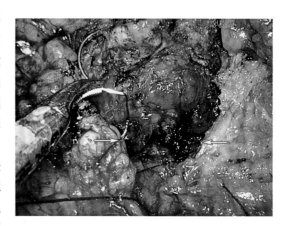

图 4-14 腔镜下以倒刺缝线,对拢缝合游离后的腺体缺损(箭头所示为两侧腺体)

应该在腔镜保乳手术前预估残腔缺损修复的困难与方法,尽量避免不进行缺损修复就草率地结束保乳手术,因为一旦缺损表面的皮肤有机会直接与深层的胸大肌粘连,乳房局部将形成明显而不可逆的凹陷,这种凹陷难以通过术后血清肿的填充恢复平整。

（五）切口缝合

在对拢缝合腺体的深层放置 1 根引流管，自切口引出。逐层缝合手术切口（图 4-15）。

五、术后观察、管理及注意事项

术后适当加压包扎，2~3 天拔除引流管（图 4-16）。

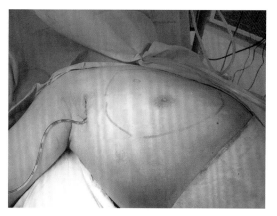

图 4-15 引流管自腋窝单孔切口引出

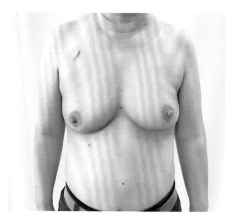

图 4-16 单孔法腔镜保乳术后，胸壁正位无可见手术瘢痕

视频 2 充气法单孔腔镜保乳手术

（王子函 伍海锐 屈 翔）

参考文献

1. BOTTERI E，VERONESI P，VILA J，et al.Improved prognosis of young patients with breast cancer undergoing breast-conserving surgery［J］.Br J Surg，2017，104（13）：1802-1810.

2. VAN MAAREN M C，DE MUNCK L，DE BOCK G H，et al.10 year survival after breast-conserving surgery plus radiotherapy compared with mastectomy in early breast cancer in the Netherlands：a population-based study［J］.Lancet Oncol，2016，17（8）：1158-1170.

3. GENTILINI O D，CARDOSO M J，POORTMANS P.Less is more.Breast conservation might be even better than mastectomy in early breast cancer patients［J］.Breast，2017，35：32-33.

4. 王子函，王岳月，滕长胜，等.单孔悬吊法腔镜保乳手术与开放保乳手术在早期乳腺癌治疗中的对照研究［J］.临床和实验医学杂志，2016（13）：1306-1310.

5. OZAKI S，OHARA M.Endoscopy-assisted breast-conserving surgery for breast cancer patients［J］.Gland Surg，2014，3（2）：94-108.

6. TAKAHASHI H，FUJII T，NAKAGAWA S，et al.Usefulness of endoscopic breast-conserving surgery for breast cancer［J］.Surg Today，2014，44（11）：2037-2044.

7. 王子函,滕长胜,葛智成,等.单孔法全腔镜局部扩大切除术进行保乳手术的临床应用[J].首都医科大学学报,2016(3):336-340.

8. WANG Z H,QU X.Outcomes of single-port gasless laparoscopic breast-conserving surgery for breast cancer:An observational study.Breast Journal,2019,25(3):461-464.

第五章

腔镜乳房皮下腺体切除术

一、概述

手术是乳腺癌治疗的基石。开放进行的乳房全切术或改良根治术仍是目前国内最常用的术式。但这些术式切口长,不保留乳头乳晕,可导致丑陋的瘢痕(图 5-1)。同时,由于切除了大面积的皮肤,剩余皮肤和瘢痕的牵拉明显限制了患肢活动,导致患侧上肢的运动障碍。在符合适应证的患者,保留乳头乳晕的乳房皮下腺体切除术(nipple-sparing mastectomy,NSM)和保留皮肤的乳房皮下腺体切除术(skin-sparing mastectomy,SSM)已经证实是安全可靠的,3 年的无瘤生存率 89.9%~96.0%[1]。这些术式保留了乳头乳晕复合体以及乳房表面皮肤,在一定程度上改善了术后外观。

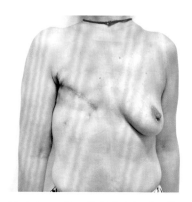

图 5-1　开放下的乳房全切术后外观

但开放下的 NSM/SSM 存在以下缺点:①因环乳晕切口和跨乳晕切口的乳头乳晕坏死发生率较高,故临床已较少使用该切口。放射状切口在乳房表面,严重影响外观。②乳房下皱襞切口或乳房侧方的"L"形切口长度明显增加,仍有较长的手术瘢痕及对上肢运动的牵拉和限制,且需配合一期假体重建,使乳房重新出现垂度,才能隐蔽切口。③如行一期重建,假体给切口带来的张力可能造成切口愈合不良、切口裂开与假体外露等并发症。④用在游离距切口较远的皮瓣和乳腺时,操作深度大、空间小,直视下的切除和止血操作难度大大增加。皮瓣的厚度和手术的切除范围常常难以做到满意,同时手术出血量明显增加。

腔镜技术,是解决上述问题的不二选择,其具有以下优势:①将切口设计隐藏在上臂能够遮挡的地方,长度明显缩短,单孔腔镜甚至可以通过减少前哨淋巴结活检的切口,缩减切口的数量,实现美容效果的最大化;②腔镜切口不在乳房表面,从而避免假体给予切口张力造成的切口愈合不良、切口裂开与假体外露等,使并发症减少;③腔镜下游离皮瓣和乳腺,解剖层次更为明晰、显露更加充分,能够保证是在真正的膜结构之间走行和分离,从而获得安全的肿瘤切除范围、满意的皮瓣厚度和较少的术后引流与积液;④腔镜器械节省操作空间,"筷子效应"在可接受范围,降低了远侧皮瓣游离、乳腺切除以及止血的难度,手术出血量明显减少。本章以腔镜下 NSM 为例,介绍腔镜保留乳头乳晕皮下腺体切除术(endoscopic nipple-sparing mastectomy,E-NSM)。

二、手术适应证与禁忌证

在进行腔镜乳房皮下腺体切除术前,应严格掌握适应证与禁忌证,除了进行肿瘤病灶的穿刺,获得乳腺原位癌或浸润性癌的病理外,术前应仔细了解患者病史,进行乳腺查体,完善乳腺及腋窝淋巴结彩超、乳腺钼靶及乳腺增强磁共振检查。对于肿瘤与腺体表面、皮肤、乳头乳晕复合体的关系,往往乳腺增强磁共振的准确性更高。

(一)适应证

①影像学提示肿瘤未突破腺体表面,临床检查无皮肤侵犯表现;②距乳头边缘 >2cm,未侵犯乳头乳晕复合体;③肿瘤直径 <3cm;④不能或不愿行保乳手术者,并且有美容要求的患者。

(二)禁忌证

①术前检查提示肿瘤超出腺体表面,侵犯皮肤或乳头乳晕复合体(MRI);②肿瘤 >3cm,或有锁骨上 / 下淋巴结转移、远处转移等;③乳房重度下垂者。

皮下腺体切除后,需将乳房皮肤紧贴回胸壁,乳房重度下垂患者,会导致乳房皮肤皮皱较多,真皮血管网血运可能受影响。而皮下腺体切除后,乳房皮肤仅靠真皮血管网供血,因此,重度乳房下垂患者不推荐接受皮下腺体切除术,因为这可能增加术后皮瓣和乳头乳晕复合体坏死风险。

三、术前准备

(一)术前标记

术前患者取站立位,医师需对乳腺游离边界、乳房下皱襞、肿物体表投影及预估前哨淋巴结位置进行体表标记,具体如下:①于肿物体表投影处及预估前哨淋巴结位置进行体表标记,通常前哨淋巴结位于胸大肌外缘与乳房外上缘交界处的背侧;②向头侧推挤患侧乳房,画出乳腺上缘;③向内侧推挤乳房,描画乳腺内侧缘;④沿乳房下皱襞画线,得到乳腺下缘;⑤向外侧推挤患侧乳房,画出乳腺外侧缘(图 5-2)。

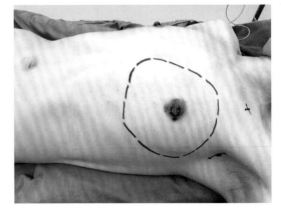

图 5-2　术前标记腺体范围

(二)体位

患者取仰卧位,患侧身体侧方与手术台侧方平齐、患侧肩部垫高,以防术中超出身体侧方的手术台影响腔镜器械手柄向背侧活动;患侧上肢包裹无菌巾并进一步用无菌绷带缠绕后外展90°,若行腋窝淋巴结清扫至胸肌间淋巴结,或行乳房一期重建放置假体进行胸大小肌间隙游离时,需要由助手上举患侧上肢,减少肌肉的张力。

（三）三孔法腔镜皮下腺体切除术戳孔位置的设计[2,3]

1. A孔（观察孔）　乳房下皱襞以下2cm与腋前线交汇处做一12mm戳孔,置入12mm一次性透明trocar,作为进镜观察孔。注意,此戳孔设计需适当远离腺体边缘,否则术中经trocar置入腔镜后,镜头就已经跨过腺体边缘、进入腺体范围以内,而无法观察镜头后方的腺体边缘。此外,使用一次性透明trocar也是为了方便腔镜观察戳孔附近的区域。

2. B孔（操作孔）　在A孔内侧10cm左右,做一5mm戳孔,置入5mm一次性透明trocar,作为操作孔。若同时进行前哨淋巴结活检或腋窝淋巴结清扫术,可从此孔置入长trocar（图5-3）。

3. C孔（标本取出孔）　在A孔外侧10cm左右,乳腺外侧缘下方,做一12mm戳孔,置入12mm一次性透明trocar,作为操作孔。切除乳腺后,可将此孔适当延长,用于取出乳腺组织。注意此戳孔位置不可过高,否则在游离乳房下象限时,操作杆角度过大,难以操作。

可根据是否需行SLNB/ALND等因素,灵活调整戳孔的位置,建议B孔、C孔与A孔距离为10cm左右,令3个孔呈近似等边三角形,方便操作（图5-4）。

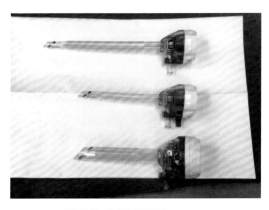

图5-3　不同规格的trocar

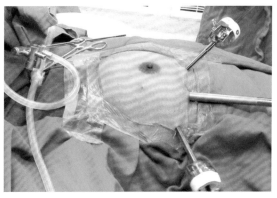

图5-4　三孔法腔镜皮下腺体切除术戳孔
位置的设计

（四）单孔法腔镜皮下腺体切除术切口位置的设计[3]

由于乳腺手术操作距离较近,单孔腔镜器械的"筷子效应"可以接受,使得单孔腔镜技术成为乳腺皮下腺体切除术更为先进的术式。这种入路仅保留腋窝褶皱处的一个小切口,而避免在可见的锁骨中线与腋前线造成手术瘢痕。另外,单孔法由于一开始就做一个长约2.5cm的切口,容许经此切口以手术刀直接游离腺体浅层,从而节省了手术时间。对于单纯行单孔法腔镜皮下腺体切除术而不行乳房一期重建的患者,可沿最靠近脚侧的腋前皱襞皮纹作一斜行切口,长约2.5cm。可借助此切口在直视下完成前哨淋巴结活检术（图5-5）。如进行不离断胸大肌下缘的一期假体置入乳房重建,仍可选择这一位于腋窝的单孔切口;但若进行离断胸大肌下缘、结合人工补片材料的假体置入乳房重建术,为便于腔镜下缝合人工补片材料与乳房下皱襞处的韧带(详见第六章),则改为平乳头水平的腋前线与腋中线之间,做一纵向切口,长约3cm(图5-6)。需要注意的是,切口的选取越近腹侧,越容易完成手术。因为需要手术分离的腺体非常靠近腹侧,如果切口设计过分靠近背侧,进行后续手术操作时,腔镜手术器械很难越过胸廓的弧度到达胸骨旁的区域。但切记切口前端不可超过腋前线,否则术后切口将不能被上肢遮挡。建议术前于站立位,嘱患者上肢自然下垂,以确保设计的切口能够完全隐藏在上肢深处。

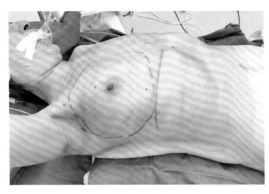

图5-5 仅行单孔法腔镜NSM时的切口设计

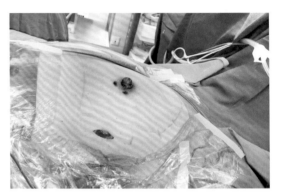

图5-6 需同时行乳房重建时的切口设计

四、手术步骤

(一)腔镜空间的建立

由于乳房有大量的脂肪组织,不存在天然的空间,需要建立腔隙才能进行腔镜手术。如果腔镜空间建立的方法不当,可能造成手术视野差,难以找到正常的解剖层次,出血量大,手术难度大大增加,保留的皮瓣厚度不均匀,导致皮瓣、乳头乳晕坏死的概率增加、肿瘤残留等一系列问题。因此,在进行腔镜乳房皮下腺体切除术时,腔隙的建立是最重要的步骤。目前主要的腔镜空间建立方法有充气法和悬吊法,下面逐一介绍。

(二)充气法腔镜空间建立

1. 溶脂液的作用   充气法腔镜空间建立需要用到的最重要的技术是吸脂技术。美国学者Jeffrey Klein于1986年首次提出"肿胀技术"的概念,将生理盐水稀释的肾上腺素溶液,注射于皮下组织。其具有以下作用:①降低皮下组织的黏滞度,使凝胶体状态的脂肪,变为混悬液利于吸出;②产生"液压分离效果",降低脂肪组织与周围的附着牵引力,从而易于吸出;③肾上腺素有收缩血管平滑肌的作用,能够减少出血。腔镜乳腺手术的溶脂液的配制与自体脂肪颗粒注射隆乳术不同,因为自体脂肪颗粒注射要求脂肪细胞存活,而腔镜乳腺手术的溶脂液不需要脂肪细胞存活,反而需要让脂肪细胞裂解,使之更易吸出。因此溶脂液使用的是低渗溶液,除具有上述作用外,低渗溶液还能够破坏脂肪细胞,造成脂肪细胞裂解。

2. 溶脂液的配制   首都医科大学附属北京友谊医院普外科溶脂液配制方案为:生理盐水250ml+灭菌注射用水250ml+2%利多卡因20ml+0.1%肾上腺素1ml。此为1份溶脂液配制量,单侧腔镜乳腺手术中溶脂液通常需要800~1 300ml,可按比例配制。此配方中,利多卡因的加入最早是由整形外科医生提出的,使用的初衷是局麻下手术的止痛,而我们使用利多卡因的目的是改善溶脂效果。由于会在后续吸脂过程中抽出体外,所以利多卡因的安全用量高于常规局部麻醉用量,可达35mg/kg:对于50kg的患者,按利多卡因的安全剂量计算,可使用利多卡因的总量可达1 750mg。如手术需要超量使用溶脂液,需检测利多卡因的血药浓度,术中、术后需观察患者有无利多卡因过量的毒性反应,包括:①中枢神经系统:头痛、头晕、耳鸣、口舌麻木,抽搐惊厥,昏迷;②消化系统:恶心、呕吐;③呼吸系统:呼吸窘迫;④心血管系统:窦性心动过缓、高血压、心肌功能减退。一旦出现毒性反应,应立即停止注射溶脂液,采取相应的对症处理。肾上腺素可增强溶脂液的止血效果,安全用量为<0.07mg/kg,对于50kg的患者,按肾上腺素的安全剂量算,可使用肾上腺素3.5mg。应注意,肾上腺素过量可能导致患者死亡。

　　3. 溶脂液注射　三孔法于A孔,单孔法于单孔切口,使用腔镜乳腺手术溶脂针向乳房皮下及乳房后间隙注射溶脂液。首都医科大学附属北京友谊医院普外科设计了腔镜乳腺专用的溶脂针,已获批专利。如无溶脂针器械,可考虑用气腹针或腰穿针替代。

　　(1)皮下层注射:在乳房皮下层注射溶脂液,应注意以下几点:①溶脂液应注射在皮下而非皮内,因此,注射时不应出现"橘皮征"。②可下压插入后的溶脂针,如果乳房皮肤不随之凹陷,为"下压凹陷征"阴性,说明注射深度不在皮内(图5-7)。若下压溶脂针针体,乳房皮肤随之凹陷,为"下压凹陷征"阳性,则提示注射深度可能过浅,应调整溶脂针深度(图5-8)。在我们最初进行腔镜乳房皮下腺体切除术时,溶脂和吸脂的层次过浅,导致数例皮瓣及乳头乳晕复合体坏死的病例发生,在注意上述要点后,该并发症的概率得到大幅度降低。③注射范围应超过腺体边缘1cm。④乳房外上象限注射量应适度。因为乳房皮肤的真皮血管网血供主要来自头侧和内侧,外上象限注射过多溶脂液,易引起皮瓣缺血。⑤注射总量500~800ml,宁少勿多,以减少对真皮血管网供血的影响。

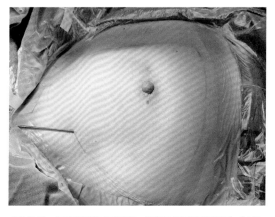

图5-7　下压凹陷征阴性,提示浅层溶脂层次合宜

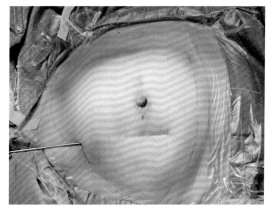

图5-8　下压凹陷征阳性,提示浅层溶脂层次不合宜

　　(2)乳房后间隙注射:在乳腺腺体深方,即乳房后间隙注射溶脂液,总量300~500ml,应注意以下几点:①应抬起针尾,抓持起乳房,找到乳房后间隙;②注射深度应秉持"宁浅勿深"的原则,避免损伤胸大肌、肋间隙、胸膜,避免刺入胸腔;③在单孔法进行NSM时,如果难以

找到乳房后间隙,可以将手指经单孔切口深入,以便确认后间隙的层次。

腋窝溶脂液注射参照"腔镜前哨淋巴结活检术"和"腔镜腋窝淋巴结清扫术"章节。

4. 吸脂 三孔法于 A 孔,单孔法于单孔切口,插入腔镜乳腺手术吸脂器吸出乳房皮下及乳房后间隙脂溶液。首都医科大学附属北京友谊医院普外科设计了腔镜乳腺专用的吸脂器,已获批专利。如无吸脂器械,可考虑使用人工流产刮宫器替代。吸脂器通常使用较粗的 8#,不可太细,否则脂肪层相对吸脂器太厚,难以充分吸出脂肪溶液。

(1)皮下层吸脂:吸脂深度为皮下,因此"下压凹陷征"仍需为阴性。吸脂范围应超过腺体边缘 1cm。吸脂器侧孔不应朝向皮肤,要朝向侧方,避免反复吸真皮,影响真皮血运,尤其是乳房外上象限皮肤,应重点保护。此外还应注意以下几点:①操作控制吸脂器的手为"运动手",另一只手应在乳房皮肤表面感受吸脂器的深度,为"感觉手"。"感觉手"与"运动手"应相互配合,使得吸脂器稳定在皮下的深度吸脂。②吸脂器在皮下穿插,应形成交叉的"扇形隧道网",而非"直入直出"。扇形的抽吸,又称"雨刮器刮吸法",有利于打断较为薄弱的纤维结缔组织。③避免在同一隧道中反复操作。④应充分吸脂,吸出物含黄色脂肪时,应继续吸脂(图 5-9)。只有当抽吸液均为淡粉色的淡血性液体时,吸脂才能结束(图 5-10)。

(2)乳房后间隙吸脂:在乳腺腺体深方,即乳房后间隙吸脂,需注意以下几点:①应抬起吸脂器尾端,抓持起乳房,以利于进入乳房后间隙;②吸脂器侧孔应朝向侧方,避免朝向胸大肌,造成胸大肌损伤;③由于内下象限相对特殊的韧带结构,吸脂器会难以真正通过内下象限到达最远端,所以此处务必适当用力,确保突破阻碍,真正全面完成内下象限乳房后间隙的吸脂。

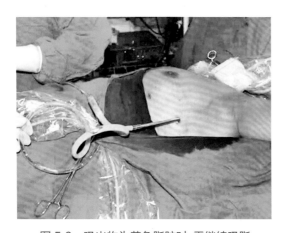

图 5-9 吸出物为黄色脂肪时,需继续吸脂

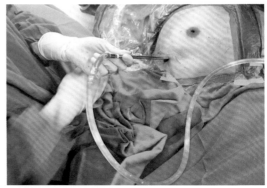

图 5-10 吸脂液呈粉红色时,说明这一局部的吸脂已完成

5. CO_2 充气腔镜空间建立 三孔法于 A 孔置入 12mm trocar、单孔法于单孔切口置入单孔充气套装(图 5-11),连接 CO_2,充气压力为 8mmHg,流量为 8L/min。三孔法时建议使用一次性透明的 trocar,以便邻近 trocar 尖端的结构不会被 trocar 自身遮挡。单孔法使用的单孔充气套装,包括 1 个切口撑开器和 1 个可以与之配套安装的套筒,后者有 4 个插入腔镜和手术器械的通道,同时有连接 CO_2 的接口,用于充气腔镜空间建立和防止漏气。

进镜后可见清晰的腺体浅层 Cooper 韧带,证明溶脂和吸脂效果良好(图 5-12)。

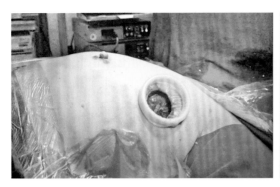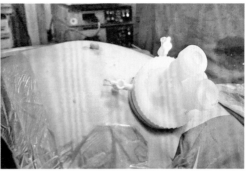

图 5-11 连接单孔充气套筒

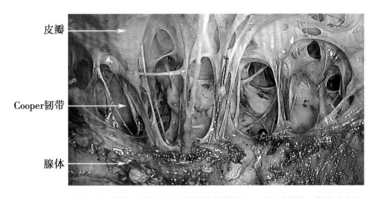

皮瓣 →

Cooper韧带 →

腺体 →

图 5-12 充气法腔镜空间建立后的腺体浅层,可见皮瓣和腺体之间
相连的 Cooper 韧带(白色箭头)

(三)悬吊法腔镜空间建立

免充气悬吊法最常用于腔镜保乳手术,也可用于皮下腺体切除术。对于乳房有明显下垂的患者,在皮下腺体切除后,乳房皮肤有出现不能消除皱褶、阻断真皮血管网血运的可能,而充气法采用的吸脂则会进一步破坏真皮血管网。因此,对于乳房有明显下垂的患者,可考虑应用悬吊法腔镜空间建立。悬吊法乳房皮下腺体切除术,均推荐在单孔下完成[4,5]。单孔小切口的位置、长度,完全同充气法单孔腔镜乳房皮下腺体切除术。

1. 免充气悬吊法需用到的特殊器械

(1)悬吊支架、固定器和悬吊链条:用固定器将悬吊支架固定于手术床一侧,随后用悬吊链条与悬吊支架不同位点连接,对乳房皮肤形成不同力度、不同方向的牵拉。

(2)穿刺针和固定螺母:穿刺针用于刺透乳房皮肤,配合悬吊装置将乳房皮肤牵拉起来,制造腔隙空间,固定螺母是将穿刺针固定在悬吊链条的配件。

(3)悬吊法单孔手术 trocar:用于置入腔镜和操作器械。注意应根据病变距戳孔的距离,选择不同规格的螺纹 trocar,因为 trocar 过长会导致操作空间受限,而 trocar 过短镜头会受外侧保留腺体瓣的遮挡,使视野受限。

(4)隧道器:用于游离乳房皮下,即腺体浅层。隧道器顶端呈不是很锐利的箭头形,易于钝性分开潜在间隙的同时,又不易损伤正常结构。

2. 腺体浅层游离 悬吊法腔镜乳房皮下腺体切除术的浅层游离,是在放置悬吊支架、牵拉起皮瓣之前完成的,这点不同于充气法。腺体浅层游离是悬吊法腔镜乳房皮下腺体切除术的最大难点。由于没有充气法的吸脂步骤,所以腺体浅层的空间没有显现,如果直接在腔镜下游离皮瓣与腺体浅层,会十分困难,且容易损伤皮瓣或残留腺体。我们推荐下述方法进行腺体浅层与皮瓣之间的游离。

(1)皮瓣深层注射肾上腺素生理盐水:通过注水初步分层的同时,减少后续操作时的出血。肾上腺素生理盐水的配制方法为:生理盐水 250ml+0.1% 肾上腺素 0.5ml。肾上腺素生理盐水注射的范围同样要超过术前体表描画范围 1cm。因为肾上腺素生理盐水没有溶脂液低渗成分对真皮血管网血运的影响,且后续不进行容易伤害真皮血管网的吸脂步骤,所以注射肾上腺素生理盐水的深度,可以较充气法时注射溶脂液的层次浅一些,更接近皮下一些,这样既不会增加皮瓣坏死的危险,又与随后游离皮瓣时需要走行的层次更一致。

(2)采用隧道器寻找腺体浅层的间隙:将隧道器从 12mm 的戳孔置入,紧贴皮瓣向各个方向刺入,直达术前标记的腺体范围外 1cm。注意,使用隧道器而没有直接使用手术刀分离皮瓣的目的是希望可以尽可能在天然的间隙中走行,而不要强行建立原本不存在的假性间隙,从而既切净腺体、不损伤皮瓣,又避免出血,所以插入隧道器时,遇到阻力不可以盲目一味用力,而是应该调整插入隧道器的层次与深度,寻找到正确的、阻力较小的间隙进入。

(3)使用手术刀完整腺体浅层的游离:通过注水和隧道器钝性游离两个步骤后,乳房皮瓣和腺体之间的潜在间隙已经初步显现。可以直接将手术刀经单孔小切口,紧贴皮瓣深入到腺体浅层和皮瓣间的间隙中,水平往复划动、打断 Cooper 韧带,彻底完成腺体浅层的皮瓣游离。通常这一步骤不会引起明显出血,不过为避免零星出血引起腔镜下"吸光效应",可以在完成皮瓣游离后,立刻置入热生理盐水纱垫并压迫 3 分钟,再进行后续手术步骤。

3. 悬吊腔镜空间建立 将两根穿刺针自靠近切口的位置刺入乳房皮肤,再自切口远端穿出皮肤。针与针之间形成夹角,靠近切口的两针间距长,远离切口的两针间距短,使悬吊的乳房皮肤呈梯形,即"梯形置针"。如果两个穿刺针平行置针,易形成"筒状视野",视野受限,因此推荐"梯形置针",以获得更好的视野。可根据手术切除进行的步骤,在术中随之调整穿刺针悬吊皮瓣的位置(图 5-13)。

充气法腔镜空间建立与悬吊法腔镜空间建立,都可以用于腔镜乳房皮下腺体切除术。充气法会得到更为充分的空间、更清晰的解剖层次和更好的术野显露,是较为推荐的方式,适用于绝大多数病例。悬吊法腔镜空间建立没有经过吸脂,所以解剖层次和操作间隙不如充气法充分,但经机械力量悬吊从而创造的空间十分稳定,不会因为漏气等原因影响手术。另外,在乳房重度下垂的患者,术后容易出现皮瓣和乳头乳晕复合体(nipples-areola complex,NAC)坏死,悬吊法腔镜空间建立由于不进行低渗液体的溶脂和随后的吸脂,对皮瓣真皮血管网影响较小,术后并发症的概率会较低。

在有些病例,我们会选择充气法 + 悬吊法联合腔镜空间建立(图 5-14)。这样既可以保有充气法获得的充分操作空间,又能够利用悬吊法使空间稳定而不受吸引烟雾时空间瘪陷的影响。

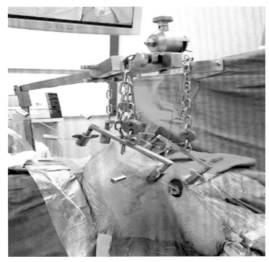
图 5-13　悬吊腔镜空间建立后的效果图

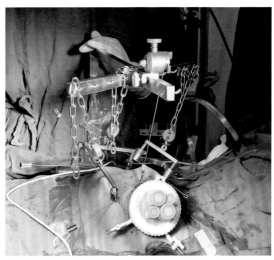
图 5-14　充气法 + 悬吊法联合腔镜空间建立,可以结合二者的优点,使手术空间充分而稳定

（四）腔镜前哨淋巴结活检术

腔镜前哨淋巴结活检术应先于腔镜皮下腺体切除术进行,以便在完成皮下腺体切除前,明确腋窝淋巴结状态。注意注射纳米碳或亚甲蓝等示踪剂时,仅可以在乳晕的外缘和下缘两个位点注射,而不可如保乳手术一样注射 4 个位点。因为在行 NSM 后,乳头乳晕复合体的血供,完全来源于四周的真皮血管网,且以内侧方向来源和头侧方向来源为主。如果在四个方向皮内都注射了亚甲蓝,会大量阻断水平方向的血运,加重乳头乳晕坏死的概率。所以,只能选取血运供给较少的外侧和脚侧注射示踪剂。

当选用单孔法完成腔镜乳房皮下腺体切除术时,由于单孔小切口就位于腋窝,所以经此切口直视下开放完成前哨淋巴结活检即可,不需刻意追求腔镜前哨淋巴结活检术;在同时行腔镜即刻乳房重建时,由于单孔切口位置向脚侧下移至平乳头水平,难以直视下切取前哨淋巴结,所以需经单孔置入腔镜,行腔镜下单孔法前哨淋巴结活检术(具体步骤参照第十章　腔镜前哨淋巴结活检术)。当选用三孔法腔镜乳房皮下腺体切除术时,没有直接位于前哨淋巴结表面的切口可用,所以不能直视下开放进行前哨淋巴结活检,而需要行三孔法腔镜前哨淋巴结活检术。注意腔镜前哨淋巴结活检术溶脂吸脂的层次应在筛状筋膜浅层,不应骚扰腋窝内的结构。只有当前哨淋巴结活检证实需要进一步行腋窝淋巴结清扫时,才需要补充进行喙锁胸肌筋膜深方的溶脂和吸脂。

（五）游离腺体

推荐的腺体游离的顺序是:乳房后间隙游离、腺体浅层游离、乳头深方游离、腺体边缘游离。

1. 乳房后间隙游离　有学者认为腺体浅层游离应先于乳房后间隙游离,以便充入 CO_2 时皮瓣更好的隆起[6]。但在实际工作中,我们发现并非如此。与之相反,先游离乳房后间隙,可借助充气时皮肤和乳腺的上抬作用,使乳房后间隙充分显露,更容易获得良好的视野;若先游离腺体浅层,腺体即失去了皮肤皮下对腺体的牵拉上抬作用,充气时只有皮瓣隆起,而腺体会由于重力作用下坠,使乳房后间隙的游离出现困难。

在充气法的吸脂后,乳房后间隙已经显现,仅剩少量纤维结缔组织连接胸壁与腺体,以电钩或超声刀离断这些残留的索条,即可完成乳房后间隙的游离(图 5-15)。

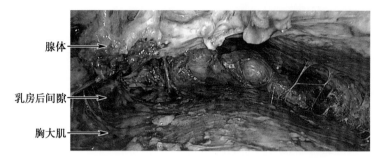

图 5-15   充分而有效的吸脂后,乳房后间隙就会自行显现

在悬吊法时,由于没有进行吸脂的步骤,乳房后间隙仍是一个潜在的间隙、尚未显露,这时如果完全用电钩进行乳房后间隙的游离,会费时费力。可以通过单孔小切口将隧道器或术者的手指深入后间隙中,轻柔的钝性分离,便可以使这一空间打开,便于后续电钩继续分离。

在游离乳房后间隙时,应注意根据肿瘤侵犯和假体置入情况,决定是否保留胸大肌筋膜。在原位癌的患者,由于癌肿通常不会突破浅筋膜深层,所以不需要去除胸大肌筋膜;在需要即刻假体置入乳房重建时,如果肿物没有紧邻胸大肌,也应尽可能保留胸大肌筋膜,以利于后续乳房重建的进行。

2. 腺体浅层游离   充气法三孔腔镜游离腺体浅层时,推荐使用腔镜组织剪等"冷兵器"游离。因为超声刀、电钩等器械游离时可能破坏乳房皮肤、皮下的血运。经过吸脂的步骤后,皮瓣与腺体之间的解剖层次、腺体与胸大肌之间的解剖层次都会更加清楚,相较于开放手术,能够更精确、均匀地游离皮瓣;零星的细小血管穿插在 Cooper 韧带之间,可以很容易利用通电腔镜组织剪的电凝功能处理,手术过程几乎不会有明显出血。注意应在 Cooper 韧带近皮瓣一侧离断,皮瓣深层仅保留细小的一层脂肪颗粒,而把粗大的脂肪块留在腺体表面,从而确保肿瘤手术的安全性。在需要行即刻假体置入乳房重建术时,适当保留稍厚的皮瓣,有助于使假体获得更好的软组织覆盖,所以在肿瘤体积较小、没有明显毛刺时,可以在远离肿瘤的位置适当保留略厚的皮瓣,而仅在肿瘤表面保留薄皮瓣。在皮瓣的保留厚度上,腔镜 NSM 与腔镜男性乳腺发育手术存在很大差异,后者由于不存在肿瘤复发的问题,应该尽量贴近腺体表面离断 Cooper 韧带、把更多的脂肪保留给皮瓣,以便更好地保护皮瓣真皮血管网的血运、减少皮瓣和乳头乳晕复合体坏死的机会。

单孔充气法腔镜 NSM 游离腺体浅层时,可经过单孔切口,将长柄手术刀直接伸入吸脂后已经出现的皮瓣与腺体浅层之间的腔隙,水平方向轻轻划动,就可以彻底完成皮瓣的游离。手术刀同样需要贴近皮瓣移动,以确保肿瘤学的安全性。需要强调的是,吸脂的重要目的之一就是使潜在的解剖间隙显露,所以伸入和划动手术刀时一定要在毫无阻力的间隙内,如果遇到阻力则表明已经偏离此前吸脂找到的间隙,应该适当退出、重新寻找正确的解剖层次和间隙,而不应一味用力进入错误的层次,以免造成腺体残留、皮瓣损伤或不必要的出血。

在悬吊法进行 NSM 时，浅层游离需先于其他步骤进行，具体方法请见上文。

无论是哪种方法进行腔镜 NSM，术中均应对肿瘤浅层组织进行冷冻病理检查。若肿瘤浅层组织冷冻病理为阳性，应切除相应部位的皮肤。

3. 乳头深方游离　由于乳头乳晕坏死将导致外观破坏，甚至造成假体外露，是灾难性的并发症，因此乳头深方游离时，应特别注意：①仍推荐腔镜剪刀等"冷兵器"游离。②术中应取一小块乳头乳晕深方组织送冷冻病理，若冷冻病理为阳性，则切除乳头。由于乳晕在解剖上只是色素沉着，并无乳管汇集，所以多数情况下，可以安全地保留乳晕而仅切除乳头。切除乳头后乳晕中心的圆形切口可以行荷包缝合，使患者乳房表面仍能保有类似乳头乳晕复合体的"视觉焦点"。③推荐保留乳头深方 2mm 的组织，因为这可切除乳头乳晕深方 96% 的腺体，同时可保留乳头乳晕 50% 的血供[7]。然而在实际工作中，我们发现影响乳头乳晕存活与否的最主要因素不是其深方保留组织的厚度，而是周边皮瓣真皮血管网保留的程度。换言之，即使乳头深方的组织完全被去除，只要来源于四周水平方向的真皮血管网的血运没有被破坏，乳头还是能够存活。所以，溶脂和吸脂过程中减少对真皮血管网的破坏、游离腺体浅层时在远离肿瘤的部位保留适当厚度的脂肪组织，都有助于减少术后乳头坏死的概率。

4. 腺体边缘游离　在乳房后间隙与腺体浅层游离后，腺体只依靠周缘的韧带与机体相连。这些韧带分别是头侧的锁骨下韧带、内测的胸骨旁韧带、脚侧的三角集束韧带与水平韧带(图 5-16)。韧带之间，形成了大小不一的孔洞。逐一打断这些韧带，腺体就得以完全游离。推荐使用超声刀或自带烟雾吸引功能的电钩游离腺体边缘，尤其是胸廓内动脉穿支所在位置处，以减少或避免出血的发生。腔镜乳腺手术的空间较小，受烟雾的影响很大。悬吊支架配套的免充气手术器械中，电凝吸引管是带有烟雾吸引功能的，有一些厂家也有特制的电钩，可以在通电切割或凝闭的同时，将烟雾排出。若没有上述特殊电钩，超声刀的烟雾也会少于普通电钩。在使用三孔法腔镜时，A 孔(观察孔)处的腺体边缘游离是最困难的。因此，A 孔位置设计应在腺体边缘以外 2cm 左右。在使用单孔法腔镜时，靠近切口的腺体边缘可直接在直视下完成，相较于三孔法更加简单快捷。

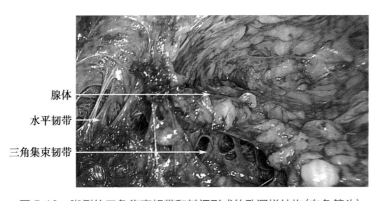

图 5-16　脚侧的三角集束韧带和其间形成的孔洞样结构(白色箭头)

(六) 标本取出

应用三孔法腔镜切除乳腺后，置入标本取物袋，将乳腺放入取物袋中。将 C 孔做适当的延长，取出乳腺组织。而单孔法可直接经由单孔套装的切口撑开器自单孔切口取出乳腺组织,切口撑开器具有切口保护套的作用,可以减少肿瘤切口种植的危险(图5-17)。

取出标本后,需要完成下述两个步骤以便进行质量控制:①将腔镜重新置入术野,通过光源的照射,观察乳房皮瓣的透亮度是否均匀一致。薄厚适中的皮瓣,在冷光源的照射下,应该呈均匀的粉红色;如果呈明亮的黄色,则说明此处的皮瓣过薄,有缺血的可能,术后不宜过度压迫。如果某个局部皮瓣透光度很差,则说明这个局部的皮瓣过厚,应该在腔镜下用组织剪将该处修剪至正确的厚度。②观察标本浅层的粗大脂肪块是否完整覆盖腺体表面,若某一局部的脂肪片状缺失,则提示对应部位的皮瓣相应残留了过厚的脂肪。

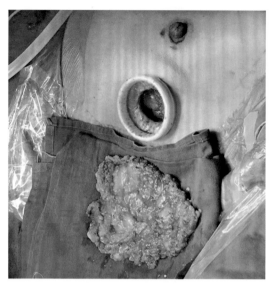

图 5-17 经单孔切口完整取出腺体标本,保证标本完整的同时,避免肿瘤种植

(七)引流放置

在邻近乳房下皱襞的位置,水平放置带孔硅胶引流管一根,经单孔切口下端或三孔法的 A 孔引出,并连接负压引流器。注意仅放置一根引流管时,需要确保让引流管的尖端,经过乳房下皱襞后达到内上象限的胸骨旁,以便能够对胸壁上半部分进行引流,以去除这一区域的积液;若不能保证一根引流管同时完成上、下部分的引流,可以放置两根引流管。如行一期假体置入者,若使用钛网覆盖假体,由于囊袋内的液体可以经网眼流出到囊袋外,可以完全按照仅行 E-NSM 的方式,仅放置两根引流管;在不离断胸大肌下缘进行假体置入乳房重建术时,由于胸大肌构建的囊袋相对密闭,除前述引流胸壁的 1~2 根引流管外,另外在胸大肌深方的囊袋内放置两根引流管。最后逐层缝合切口(图5-18)。

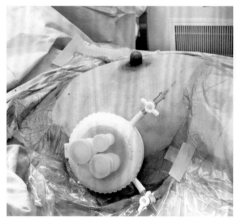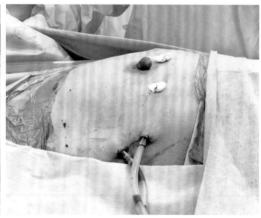

图 5-18 经单孔切口放置两根引流管

五、术后处理及注意事项

术后肩关节制动。创面适当加压包扎,乳头乳晕外露,以便于每天观察血运情况(图 5-19)。观察并记录负压引流情况,当引流量连续 3 天小于 30ml/d 后拔除引流管。推荐加压包扎 48~72 小时再完全打开敷料换药,以免过早换药和撕开胶带时,将刚刚贴附在胸壁的皮瓣撕脱。拔除引流管 2 周后再撤除加压包扎和解除肩关节制动。术后不需要将皮瓣缝合固定于胸壁,因为腔镜乳腺术后,引流量较少、积液的发生率极低。

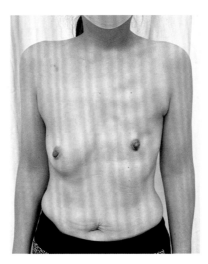

图 5-19 单孔法腔镜 NSM 术后,正位无可见伤口

视频 3 单孔法腔镜皮下腺体切除术

六、总结

腔镜乳房皮下腺体切除术相较开放手术,具有切口短、切口隐蔽、乳房外观美容效果良好,术后对患肢功能影响小,切口裂开和假体外露等并发症低等优势,同时是腔镜乳房重建手术的基础。腔镜空间建立是腔镜手术成败的关键,在此过程中,应掌握正确的溶脂、吸脂技术,"冷兵器"游离技术,避免乳房皮瓣和乳头乳晕坏死的发生。三孔法腔镜皮下腺体切除术中,A 孔(观察孔)处的腺体边缘游离是手术难点,A 孔位置应远离腺体边缘。术中冷冻病理和获得阴性切缘必不可少。

(王子函 张玉龙 屈 翔)

参考文献

1. MOO T A,PINCHINAT T,MAYS S,et al.Oncologic Outcomes After Nipple-Sparing Mastectomy[J].Ann

Surg Oncol,2016,23(10):3221-3225.

2. WANG Z H,QU X,TENG C S,et al.Preliminary results for treatment of early stage breast cancer with endoscopic subcutaneous mastectomy combined with endoscopic sentinel lymph node biopsy in China[J].J Surg Oncol,2016,113(6):616-620.

3. 王子函,张玉龙,王捷,等.保留乳头乳晕的单孔法腔镜皮下乳腺切除术治疗早期乳腺癌的临床疗效[J].腹腔镜外科杂志,2018(3):188-193.

4. 王子函,王岳月,滕长胜,等.单孔悬吊法腔镜保乳手术与开放保乳手术在早期乳腺癌治疗中的对照研究[J].临床和实验医学杂志,2016(13):1306-1310.

5. 王子函,滕长胜,葛智成,等.单孔法全腔镜局部扩大切除术进行保乳手术的临床应用[J].首都医科大学学报,2016(3):336-340.

6. TUKENMEZ M,OZDEN B C,AGCAOGLU O,et al.Videoendoscopic single-port nipple-sparing mastectomy and immediate reconstruction[J].J Laparoendosc Adv Surg Tech A,2014,24(2):77-82.

7. RUSBY J E,BRACHTEL E F,TAGHIAN A,et al.George Peters Award.Microscopic anatomy within the nipple:implications for nipple-sparing mastectomy[J].Am J Surg,2007,194(4):433-437.

06

第六章

腔镜乳房皮下腺体切除术联合假体置入乳房再造术

一、概述

腔镜乳房皮下腺体切除术（endoscopic subcutaneous mastectomy，E-SM）能够以最美观甚至不可见的切口，完成皮下腺体的完整切除。在乳腺体积偏小的患者，甚至可以仅使用这一术式，随后让乳房表面皮肤贴合到胸壁上，就达到患者可以接受的外观和美容效果[1-4]。然而，在乳房体积较大的患者，皮下腺体切除术需和乳房再造相结合，才有可能实现双侧的对称。

假体置入乳房再造术是最常用的乳房再造方式之一。传统开放乳房皮下腺体切除术结合假体置入乳房再造术存在三个问题：第一，无论将切口设计在乳房表面还是侧下方，开放手术都会遗留一条非常明显甚至巨大的手术瘢痕，重建后的乳房最多只有较好的外形，而不会有真正令人满意的外观；第二，当选择在乳房表面行手术切口时，切口会承受假体带来的张力，容易导致切口瘢痕增宽、切口裂开和随之而来的假体外露；第三，为了规避假体张力导致其表面切口愈合不良、切口裂开等风险，常需要选择比测量型号小一号的假体，从而牺牲了双侧乳房的对称性。

将腔镜乳房皮下腺体切除术与假体置入乳房再造术相结合，是解决这两个术式存在问题的最好方法。由于乳腺癌侵犯皮肤者甚少，本章着重讨论保留乳头乳晕的腔镜乳房皮下腺体切除术与乳房再造的结合。

二、手术适应证与禁忌证

保留乳头乳晕的腔镜乳房皮下腺体切除术联合假体置入乳房再造术的患者选择，即同时符合行腔镜乳房皮下腺体切除术和假体置入乳房再造术指征的患者。具体如下：

（一）适应证

①术前经空芯针穿刺病理检查，活检明确诊断为乳腺癌；②肿块直径 ≤ 3cm；③经体

格检查、磁共振成像证实未侵犯皮肤、皮下组织、胸壁;④病变距乳头距离≥2cm,且经体格检查、磁共振成像证实未侵犯乳头乳晕复合体;⑤存在保乳手术禁忌证而无法行保乳手术。

(二) 禁忌证

①重度下垂的乳房,既不适合行腔镜皮下腺体切除术,也需要慎用假体置入乳房再造术;②有严重心脑血管疾病等内科并发症的患者,无法耐受较长的手术时间,不宜行腔镜手术;③妊娠;④肿物侵犯皮肤、皮下组织、胸壁、乳头乳晕复合体或病变距乳头距离 <2cm 者,不适合进行保留乳头乳晕复合体的腔镜皮下腺体切除术。

三、术前准备

(一) 假体类型

1. 假体填充物 假体填充物通常有盐水和硅凝胶两种,或二者混合的假体。盐水假体虽然泄漏后不会造成硅胶泄漏导致的肉芽肿等反应,但盐水假体表面容易产生褶皱,且触感较硅胶假体为硬。所以更稳定、手感更接近乳房的硅凝胶假体常为首选。

2. 假体外壳质地 假体的外壳多数由硅胶制成,根据其质地不同,分为毛面与光面假体。毛面假体不易移动,发生假体旋转和假体移位这两大并发症的概率较低。另外,毛面假体包膜挛缩的发生率较低,故国内通常多用毛面假体。光面假体易于置入,在使用圆形假体时不存在假体旋转的顾虑,可以首选光面假体。

3. 假体形状 圆形假体不存在假体旋转的问题,对乳房较小、不需要重建出明显垂度的患者,可以考虑使用;解剖形假体又称水滴形假体,在一定容积和垂度的乳房,更容易达到和对侧对称的术后效果。临床工作中,解剖形假体更常用;对于健侧乳房形状扁平且无明显下垂的患者,会考虑使用圆形假体。

(二) 假体尺寸的测量

常用的测量方法包括径线测量法、佩戴假体模具法、排水法、经验法等。本中心常采用中国医学科学院整形外科医院栾杰教授介绍的径线测量法选择假体的尺寸。

1. 在圆形假体,测量好基底径和乳房的凸度(低凸、中凸、全凸),就可以确定假体的尺寸。凸度往往不易通过测量准确获得,所以常根据需要重建乳房的容量和凸度进行估计,从而在三个凸度中进行选择。基底径的测量方法如下:

乳房最大基底径(X)的测量,需要使用卡尺测量正中线旁 1.5cm 至腋前线之间的距离(图 6-1)。外侧软组织厚度(Y),内侧软组织厚度(Z)同样利用卡尺夹持两侧软组织获得(图 6-2)。

假体基底径 =X-(Y/2+Z/2)。在实际工作中,由于内、外侧软组织厚度常比较接近,比较简单的做法是直接用 X 减去外侧软组织厚度,作为假体基底径的宽度。

2. 解剖形假体在确定基底径后,还需要选择假体的高度(低高、中高、全高、超高)。高度不是通过直接测量乳房上下的距离得到的,而是通过测量 SN 线与 NN 线之间的差值确定的(图 6-3 和图 6-4)。具体如下:当(SN-NN)在 0~2cm 之间时,选择中高型假体;当(SN-NN)<0 时,说明乳房外扩、乳头偏外偏上,此时选择低高型假体;如果(SN-NN) >2cm,提示乳房偏内偏下,宜选用全高或超高型假体。

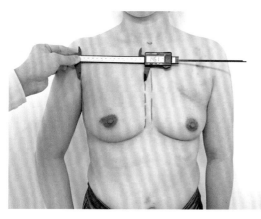

图 6-1　乳房最大基底径的测量

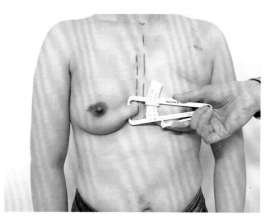

图 6-2　乳房内侧软组织厚度测量

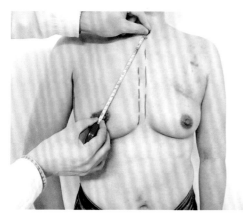

图 6-3　SN 线的测量

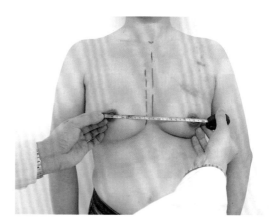

图 6-4　NN 线的测量

此外,当需要更为饱满的乳房上极或更大的假体体积时,可以选择高度更高的假体。

解剖形假体的凸度:一些品牌的假体,当基底径和高度确定后,假体型号就已经确定,凸度也随之确定(对照产品型号表可以看到选定的假体对应的凸度);另一些品牌,需要确定凸度,凸度的选择常不是根据实际测量获得,而是根据重建的需要确定。在下垂明显、皮肤松弛的乳房,或希望获得更大的假体体积时,选用全凸的假体,否则选用中凸或低凸的假体。我们在术前通过测量、判断假体预计型号后,常会在术中利用扩张器注水进行再次确认,以便尽可能准确的选择假体。

在传统开放假体置入乳房重建术时,有时会由于担心假体表面的切口裂开、假体外露,而选择凸度或体积小于实际所需的假体,导致外形受到一定影响。在腔镜假体置入乳房重建术时,由于切口远离假体造成的张力,所以不需要降低假体的凸度或体积。

(三) 术前标记

术前站立位对乳腺游离边界、乳房下皱襞、肿物体表投影及预估前哨淋巴结位置进行体表标记。在此过程中向头侧推挤健侧乳房,得到再造侧假体理想的上缘位置。胸骨旁开 1.5cm 处需做一条纵行标记线,胸大小肌间隙的游离应以此线为内界,游离不到这里,假体位置会偏向外侧;反之,若跨过这条径线进一步向胸骨方向游离,则可能伤及胸廓内动脉的穿支血管。标记胸肌间向头侧游离的上界,即假体的高度:如果使用的是圆形假体,假体高度就是此前测量的假体基底径;如果是解剖形假体,只要对照选中假体的型号表,就可以获得假体的准确高度。

(四)体位

患者仰卧位,患侧身体侧方与手术台侧方平齐,患侧肩部垫高,以防术中超出身体侧方的手术台影响腔镜器械手柄向背侧活动;患侧上肢包裹无菌巾后外展90°,在游离胸大小肌间隙时,由助手上举患侧上肢,减少肌肉的张力;健侧乳房需消毒并外露,以便置入扩张器或假体后,坐位比较双侧对称性(图6-5)。

(五)戳孔位置的设计

1. 在三孔法腔镜皮下腺体切除术时,选择在平乳头腋中线、乳房外下方腺体边缘外2cm与腋前线相交处各取一12mm戳孔作为A、B孔,分别置入12mm trocar;在锁骨中线与腺体下缘交汇处行一5mm戳孔作为C孔。其中A孔作为辅助操作孔,并在游离腺体后被用来适当扩大取出标本,最后也是经由A孔置入假体或扩张器;B孔为进镜观察孔,注意,此戳孔设计需适当远离腺体边缘,否则术中经trocar置入腔镜后,镜头就已经跨过腺体边缘、进入腺体范围以内,从而无法观察镜头后方的腺体边缘(图6-5)。

2. 单孔法腔镜皮下腺体切除术是北京友谊医院最常用的方式。这种入路仅保留腋中线处的一个小切口,而避免在可见的锁骨中线与腋前线造成手术瘢痕。另外,单孔法由于一开始就行一个长约2.5cm的切口,容许经此切口以手术刀直接游离腺体浅层,从而节省了手术时间。单孔法的小切口设计分两种情况:①在需要缝合胸大肌下缘与人工覆盖材料(如TiLOOP Bra乳房软组织加强补片或异体脱细胞真皮基质)时,宜在腋中线齐乳头水平,行长约2.5cm的小切口(图6-6)。这个偏脚侧的切口利于在直视下缝合肌肉边缘与人工覆盖材料,节省了腔镜下缝合的手术时间。同时,这个切口可以被胸罩或上肢遮挡。②在乳房较小的患者或准备置入软组织扩张器行两步法乳房重建时,由于可以仅通过在胸大肌起点向脚侧潜行游离创建足够的间隙,而不需要切断胸大肌下缘,所以不涉及缝合的问题,这时的单孔切口则设计在腋窝,沿最靠近脚侧腋皱襞的皮纹行小切口,一方面更加隐蔽,另一方面可以通过腋窝切口直视下行前哨淋巴结活检术,进一步缩短手术时间。

四、手术操作

(一)前哨淋巴结活检

先于皮下腺体切除进行,以便在完成皮下腺体切除、准备行乳房再造前,明确腋窝淋巴结状态:在没有前哨淋巴结转移的病例,可以直接置入假体;存在转移的患者,置入软组织扩张器,以便减少放疗带来的包膜挛缩等并发症。采用染料法(亚甲蓝或纳米碳),在乳晕周围皮内注射。注意只能注射乳晕的外缘和下缘两个点,而不可以注射上方和内侧两个点。因为在切断腺体来源的血液供应后,乳头乳晕复合体的血供更多的来自头侧和内侧的真皮血管网,如果在这两个方向注射染料、阻断血运,较容易引起乳头乳晕缺血坏死。

在三孔法或齐乳头水平单孔法时,由于戳孔位置远离前哨淋巴结所在位置,需要腔镜下完成前哨淋巴结活检术(可以通过吸脂法或非吸脂法行前哨淋巴结活检术,具体请见相应章节);在腋窝水平行单孔法手术时,由于小切口基本位于前哨淋巴结附近,可以直接经由这个

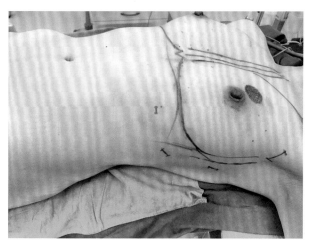

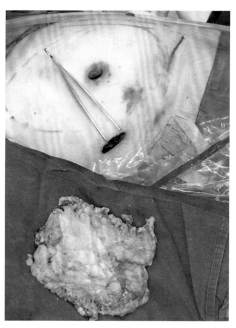

图 6-5　术前标记、体位及三孔法戳孔设计　　　图 6-6　单孔法小切口设计　平乳头水平

小切口直视下行前哨淋巴结活检术,避免了前哨淋巴结所在位置的溶脂和相应消耗的手术时间。

（二）腔镜乳房皮下腺体切除术

采用三孔法或单孔法完成皮下腺体切除术(具体请参考相应章节),有别于单纯行皮下腺体切除术患者的是,在准备进行假体置入乳房再造的患者,远离肿瘤位置的皮下脂肪宜适当保留得多一些,原因有两个:①略厚的皮下脂肪有利于形成更好的软组织覆盖;②在假体置入乳房再造的患者,皮瓣会经受假体带来的压力,从而更容易缺血坏死,稍厚的皮瓣有可能减少这一并发症的发生。和单纯乳房皮下腺体切除术不同的是,对于局限在腺体内、未侵及胸大肌筋膜的患者,可以保留胸大肌筋膜;尤其是采用不离断胸大肌起点的技术时,保留胸大肌筋膜有助于完成沿胸大肌深方向脚侧的潜行游离。筋膜完整性被破坏,剥离过程中容易穿透胸大肌、致使向脚侧潜行游离失败。

留取乳头深方组织及肿物浅层组织送冷冻切片检查以确认无癌残留。在肿物浅层组织有癌细胞残留的患者,需要少量切除局部皮肤;在乳头深方组织可见癌细胞时,仅完整切除乳头、保留乳晕,并将乳晕行荷包缝合即可。因为从解剖学角度而言,乳晕只是色素沉着,并没有乳管或淋巴管在其深方汇集,所以可以安全地保留乳晕,同时达到近似乳头乳晕复合体的外观,在一部分条件受限的患者,可以免于行二期乳头乳晕重建手术。

（三）腔镜游离胸大小肌间隙

建议将假体或扩张器置于胸大小肌之间,可以在优化假体软组织覆盖、减少包膜挛缩发生率的同时,减少假体向头侧移位、假体表面皮肤褶皱及"假体疝"的概率,改善再造后乳房的触感。

1. 首先找到胸大小肌间隙外缘的沟状结构　胸小肌止于肩胛骨喙突,胸大肌则以更大的角度斜向外上、止于肱骨大结节嵴,两个肌肉的止点不同,使二者的外缘并不平行,根据这一点,易于找到肌间隙外缘。切开覆盖胸大小肌间隙的深筋膜浅层,就可以进入胸大小肌间隙。注意保护走行于胸大肌外缘处的第四肋间神经分支,以减少乳头感觉的缺失;在未能保留者中,术后数月后也常有一定程度的恢复。

2. 在这个天然间隙中,以超声刀钝锐性结合游离,可以很容易地推开泡沫样结缔脂肪组织。在游离过程中,可以使用由上海复旦大学附属中山医院杨为戈教授设计的腔镜乳腺手术专用拉钩,在体外穿过胸壁皮肤、悬吊起胸大肌,从而更好地暴露胸大小肌间隙(图6-7)。我们更习惯使用腔镜直肠癌手术中常用的腔镜五叶拉钩,这种形如"耙子"的器械,可以更好地挑起胸大肌,从而完成胸大肌深方的游离。另外,内收患侧上肢,可以使胸大肌松弛、利于胸大小肌间隙的游离。

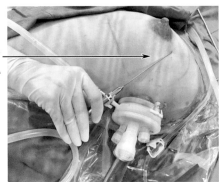
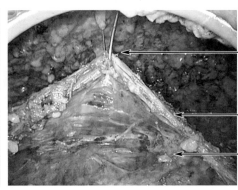

图6-7　胸大肌悬吊拉钩经体表进入,牵拉胸大肌

3. **向内侧游离至胸骨旁 1.5cm 的预标记线**　若过度向内游离,有可能伤及胸廓内动脉走行于胸肌间的穿支、造成较为汹涌的出血。另外,过度向内侧游离会导致假体或扩张器向内侧移位,而这种移位即使通过再次手术,也不易纠正。腔镜下手术更常见的问题是向内侧游离不足,这会导致假体位置偏外。当游离过程中发现胸大肌深方间隙逐渐消失、难以通过钝性游离进一步前进,并且忽然露出内侧黄色的脂肪组织时,往往就是到达游离范围的标志。更准确的解决方法是使用较长的套管针,在胸骨旁 1.5cm 的术前标记线处经皮垂直刺入胸大小肌之间,通过针尖的位置判断是否已经游离到预设范围。我们习惯在置入假体前,先将软组织扩张器置入游离完成的胸大小肌间隙,从而观察向内侧是否已经充分游离。

4. **向头侧游离至预设的假体上缘位置**　需要注意的是,不要游离过高,因为术后最常见的移位是假体或扩张器向头侧移位。如果术中发现已经游离过度,应在腔镜下缝合胸大小肌间隙头侧数针,矫正囊腔的上界。

5. **胸大肌下缘起点的处理**

(1)多数情况下,需要离断胸大肌下缘的起点,结合使用解剖形假体。使用超声刀由外向内离断胸大肌在肋软骨起点处的肌纤维,直到近剑突处停止。无需沿胸骨刻意继续向头侧游离,一方面可以避免胸大肌过分收缩引起位于内下象限的"假体疝"出现;另一方面,内侧过度向头侧离断的胸大肌,不利于在腔镜下进行缝合。游离至第 5 肋间时,要注意有一相对恒定的穿支血管,需要提前凝闭以预防出血。

（2）在腺体体积较小、乳房形状扁平、缺乏垂度的患者,尤其是适合使用圆形假体者,可以不离断胸大肌下缘,而是使用超声刀沿胸大肌起点肌纤维深方的层次,向脚侧游离,将部分腹直肌前鞘掀起,直至乳房下皱襞脚侧1~2cm。这种胸大肌起点未进行离断的方法,虽然由于胸大肌下缘处无法游离、难以构建乳房的垂度,但在本来乳房扁平的患者,可以免于离断胸大肌下缘,也就不存在胸大肌过分回缩的问题,同时可免去人工补片材料覆盖假体下半部分的经济支出。不过这种方法置入假体后,新的乳房下皱襞的位置与术前下皱襞的吻合度,不如使用人工补片材料那样一致。有时沿胸大肌下缘的深层游离到乳房下皱襞脚侧2cm后,会发现新下皱襞的位置过于偏向脚侧;如果仅游离到下皱襞在胸壁的投影处（三角集束韧带残留处）,有时又会由于胸大肌过紧,将假体挤向偏高的位置。所以,使用这种方法时,更需要置入扩张器并将手术床摇成坐位,以便观察新的下皱襞位置是否与健侧对称,并相应加以调整。

（四）使用人工补片材料或大网膜构建囊袋

首都医科大学北京友谊医院习惯将人工补片材料（如TiLOOP Bra乳房软组织加强补片或异体脱细胞真皮基质）的两端或大网膜,分别与乳房下皱襞处的胸壁和胸大肌下缘缝合,从而形成一个能够很好支撑假体的囊袋。乳房下皱襞处胸壁缝合的位置,即腺体切除后残留的三角集束韧带（详见腔镜乳房皮下腺体切除术章节）,镜下表现为一道"门槛"样结构。正是该韧带由胸壁发出到达皮下并向背侧牵拉、形成乳房下皱襞,所以与这里缝合,能够准确重建与还原乳房下皱襞。我们同时会使用多根穿刺针,自术前乳房下皱襞处画线的皮肤刺入,协助确定乳房下皱襞位置（图6-8）。不建议如开放手术一般将TiLOOP Bra乳房软组织加强补片翻转包裹假体下极,因为腔镜乳房重建时,如果TiLOOP Bra乳房软组织加强补片没有缝合固定而只是包裹,那么当置入假体后适当旋转和调整时,钛网容易一起移动和皱褶。

连续缝合胸大肌下缘与人工补片材料时（图6-9）,针距不宜过宽,否则每针之间的组织和人工补片材料过多,会在两针之间被挤压得隆起,从而被体表触及。

缝合时利用腔镜针持,以倒刺缝线,进行连续缝合,减少术中频繁打结所消耗的时间。

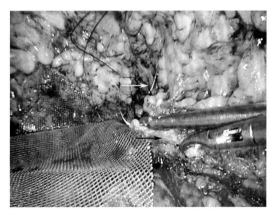

图6-8　腔镜下缝合乳房下皱襞与TiLOOP Bra乳房软组织加强补片。黑箭头为门槛样的残留三角集束韧带,白箭头为确定下皱襞位置的穿刺针

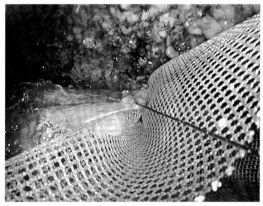

图6-9　腔镜下缝合胸大肌下缘与TiLOOP Bra乳房软组织加强补片

（五）置入假体 / 软组织扩张器

碘附水或抗生素盐水冲洗术野。向软组织扩张器的注水底座内少量注射生理盐水,直至基底被盐水填充得平整,将扩张器置入到构建好的囊袋内,进一步确认胸肌间隙向各个方向(尤其是向内侧胸骨旁)游离得是否恰当。在仅行扩张器置入的患者,可以继续适量注水至100ml,随后将扩张器的注水底座埋放至侧胸壁腋前线处的皮下层,供术后注水使用。在可以一期置入假体的患者,继续向扩张器内注水至术前测量的预设体积,适当调整手术台至约60°坐位,对比双侧是否对称,从而最终决定假体型号的选择。恢复手术台原有角度,取出扩张器。根据假体大小,适当延长单孔或侧方戳孔(A孔)的长度,置入假体。旋转、调整假体位置。注意腔镜手术切口很小,假体置入过程有翻转的可能,这可能导致假体前后方向对调。一定要在缝闭囊袋之前,通过手指触摸,确认没有这种情况的存在。在腔镜乳房皮下腺体切除术时,因为腺体外缘的离断,是准确地在腺体与胸大肌外侧融合筋膜这一韧带结构之间进行的,所以侧胸壁也会遗留这个韧带结构的一部分,如同开放手术时精心掀起的前锯肌筋膜。因此无需再行游离前锯肌筋膜,直接将囊袋的外缘(由胸大肌外缘、补片材料或大网膜外缘构成)与胸大肌外侧融合筋膜的残留部分对拢缝合,就可以闭合囊袋、精准还原腺体外缘的位置,并准确限制假体或扩张器的外移(图6-10)。利用这种方法缝闭囊袋外侧,重建的乳房外缘会和侧胸壁有一个很自然的过渡,而不会出现生硬的成角。

（六）引流放置与切口闭合

经单孔小切口的两端(单孔法)或分别经A、B孔(三孔法)放置胸骨旁、腋窝引流管各1根,并接负压引流瓶(图6-11)。胸骨旁引流管需沿胸骨旁向头侧充分放置,以便引流出锁骨下区域的液体;也建议手术当日半卧位,方便锁骨下区液体向乳房下皱襞方向聚集到胸骨旁引流管处。没有把握通过上述方法充分引流的时候,可以增加一个引流,确保锁骨下区或囊袋内的引流充分,这点十分关键。由于TiLOOP Bra乳房软组织加强补片自带多个网眼,异体脱细胞真皮基质会在置入前剪开多个小口以利牵张,所以引流管不强求置入囊袋内也不易积液;大网膜用于覆盖假体/扩张器下半部分从而形成囊袋时,由于大网膜有强大的吸收功能,也不需将引流管置入囊袋内。但当不切断胸大肌下缘、完全以胸大肌覆盖假体时,应注意将引流管置入囊袋内,以减少积液和感染的发生率(图6-11)。

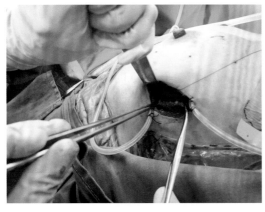

图6-10 显示缝合残留的胸大肌外侧融合筋膜,
从而闭合囊袋

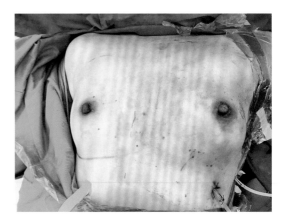

图6-11 术后即刻正位

修剪切口边缘,以保证新鲜的创面更好的愈合和术后更轻的手术瘢痕。超过 1cm 的切口或戳孔需予以缝合,其中单孔小切口需附以医用胶带拉合,以便进一步减少切口张力;由于胸壁张力较高、血运较差,在腔镜乳腺手术时,5mm 的戳孔也需予以精确的对拢缝合(图 6-12、图 6-13)。

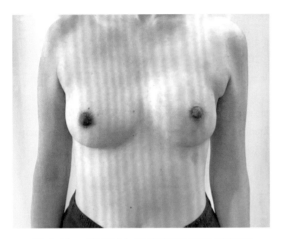

图 6-12　术后正位,乳房表面无可视的切口

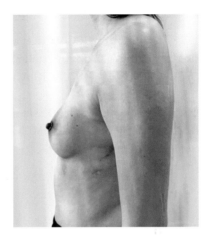

图 6-13　术后侧位,切口隐藏于侧方,远离假体造成的张力

视频 4　单孔腔镜 NSM+ 假体置入乳房重建术

五、术后处理及注意事项

创面及假体 / 扩张器四周适当加压包扎,尤其在假体 / 扩张器头侧应加压确切,以免假体位置上移。乳头乳晕外露,以减少压迫和血运障碍,便于观察其血运情况。观察并记录负压引流情况,在准备拔管之前的几天,可以适当加压得略紧一些,以更好地利于皮瓣的贴合,减少拔管后切口积液的发生率。引流量连续 3 天小于 20ml/d 后可以拔除引流管,并继续在创面和假体四周加压包扎两周。随后佩戴乳房重建专用胸衣或运动型胸衣 3 个月,约束和固定假体位置,减少假体移位的概率。

使用软组织扩张器的患者,术后 4 周可以开始注水,注水量一般为每次 60ml 或患者诉肿胀感较明显时停止。注水和化疗均不宜过早,且注水后第 2 天,一定要观察乳头乳晕复合体有无缺血的情况出现,有的话需要立刻排空盐水、挽救乳头乳晕复合体。每两周注水 1 次,或在每次入院化疗时进行注水。注水至与对侧乳房对称时,记录总注水量以便于选择置换假体的型号。继续超量扩张注水 20%~30% 或以患者可耐肿胀感受为准,并维持 2~3 个月,以利于假体的置换。

围术期建议预防性使用抗生素。术后可以静脉滴注七叶皂苷钠或乳房表面涂抹硝酸甘油软膏,有助于减少乳头乳晕及皮瓣的坏死。另外,建议术后予以吸氧,通过提高血氧饱和度,改善乳头乳晕复合体的血供、减少乳头乳晕的坏死。

(王子函 冈天然 屈 翔)

参考文献

1. MOTA B S,RIERA R,RICCI M D,et al.Nipple-and areola-sparing mastectomy for the treatment of breast cancer〔J〕.Cochrane Database Syst Rev,2016,11:CD008932.
2. ROSSI C,MINGOZZI M,CURCIO A,et al.Nipple areola complex sparing mastectomy〔J〕.Gland Surg,2015,4(6):528-540.
3. GONZÁLEZ E G,RANCATI A O.Skin-sparing mastectomy〔J〕.Gland Surg,2015,4(6):541-553.
4. NIEMEYER M,PAEPKE S,SCHMID R,et al.Extended indications for nipple-sparing mastectomy〔J〕.Breast J,2011,17(3):296-299.

第七章

腔镜带蒂大网膜乳房重建术

第一节　大网膜与乳房重建

一、大网膜的结构特点

大网膜主要由腹膜及脂肪组成,并含有丰富的血管、淋巴管及有一定免疫功能的细胞。大网膜是人体最大的腹膜皱襞,如一"围裙"覆盖在小肠、横结肠前方,大网膜由4层腹膜折叠而成,胃前后壁的脏腹膜,自胃大弯和十二指肠起始部向下延续形成大网膜的前两层,内含胃网膜左右动脉、静脉及脂肪组织,约至脐平面以下返折向上形成后两层,上达横结肠,包绕横结肠并与横结肠系膜延续融合,通常前后两层也呈融合状态。大网膜左缘向上与胃脾韧带相延续,右缘延伸至十二指肠起始部及结肠肝曲。其实大网膜与胃脾韧带不单纯是延续,实际上是同一结构被分成两部分,只是为了命名及描述方便。胃脾韧带之前也称之为网膜,现在正式命名为胃脾韧带[1,2]。

二、大网膜的血供

大网膜血液供应丰富,动脉主要来自胃网膜左、右动脉沿胃大弯吻合形成的胃网膜动脉弓,静脉与动脉伴行。①胃网膜左动脉:由脾动脉或脾动脉的分支发出;②胃网膜右动脉:由胃十二指肠动脉发出,沿胃大弯向左行。

胃网膜动脉弓向大网膜发出血管分支,分别为大网膜右动脉、大网膜中动脉、大网膜左动脉及大网膜副动脉,其中有一部分人大网膜左动脉由脾动脉发出[3]。

三、大网膜在临床中的应用

大网膜血液循环丰富,具有很强的吸收、抗感染能力,且易通过细胞增生、纤维组织形成与其他组织粘连而形成广泛的侧支循环,具有迅速的修复能力。临床中常用于覆盖腹腔脏器创面、填塞脏器裂口、修补大的切口疝等各种缺损[3]，后来又用于包裹空腔脏器吻合口、修补膀胱阴道瘘[4]等方面。因腹腔镜外科和显微外科的发展，大网膜的应用不再局限于腹腔，应用范围扩展到机体其他部位，如以带蒂或游离移植方式覆盖体表大面积创面和顽固性创面[5,6]，修复颅骨外露创面[7]，游离移植修复颜面凹陷畸形[8]，在胸腔疾病中可用于食管瘘修补、肺切除术后支气管胸膜瘘修补[9,10]等。大网膜移植后可迅速和受区组织粘连，修复能力强，衬垫作用好，是一种理想的修复材料。本章主要介绍大网膜在乳房重建方面的发展和应用。

四、大网膜应用于乳房重建的发展历史

大网膜具有足够的柔软性，能较好地塑形，适用于填充软组织缺损。1963 年，Kiricuta 首次报道了大网膜用于放射性胸壁坏死后的乳房重建[11]，随后大网膜被应用于乳房皮下腺体切除后的乳房重建。因当时获取大网膜均采用传统的开放手术方式，腹部创伤大、腹部遗留丑陋瘢痕、恢复时间长等问题限制了此技术的发展。1993 年，Saltz 首次报道了腹腔镜获取游离大网膜用于覆盖大面积的软组织缺损（有趣的是，此前 1 年，腔镜恰好开始被应用于乳腺手术），腔镜技术的应用，使术后供区创伤大幅度减轻[12]。在 21 世纪初，Cothier-Savey 和 Jimenez 分别报道了腹腔镜获取带蒂大网膜和游离大网膜用于皮下腺体切除后的乳房重建，均获得满意疗效[13,14]。自 2002 年，日本学者 Hisamitu Zaha 通过样本量较大的回顾性研究[15,16]，表明腹腔镜获取大网膜的安全性和优越性。入组的手术种类包括通过带蒂或游离大网膜瓣填充保乳手术后乳房各象限的缺损以及乳房皮下腺体切除后的乳房空腔。近年来，国内也开始了将大网膜用于乳腺癌乳房整形的研究[17-19]。

第二节 腹腔镜获取带蒂大网膜联合腔镜乳腺癌手术

一、概述

腹腔镜获取大网膜大大减少了供区的创伤和术后瘢痕，解决了供区问题；而带蒂大网膜较游离大网膜相比，免除了显微吻合的步骤，缩短了手术时间、减少了术后血管危象等严重并发症的概率。本章着重讨论腔镜获取带蒂大网膜的手术技术要点。另外，腔镜乳腺癌手术可以将乳房表面的切口隐藏，从而进一步改善术后美容效果。腔镜带蒂大网膜获取技术在乳腺癌手术中可以应用的术式包括：单孔法腔镜保乳手术（single-port endoscopic breast conserving surgery，SE-BCS）后的肿瘤整形手术、腔镜保留乳头乳晕皮下腺体切除（endoscopic nipple-sparing mastectomy，E-NSM）、腔镜皮下腺体切除术 + 假体置入乳房重建术（endoscopic nipple-sparing mastectomy and reconstruction，E-SMR）。

二、手术适应证和禁忌证

（一）手术适应证

①乳房手术后缺损过大，用于填补残腔；②乳腺体积较小时（<150ml），行乳房皮下腺体切除术后，可以直接以大网膜填补乳腺缺失后的皮下空腔；③乳腺体积 >150ml 时，大网膜常不足以充分替代和弥补乳腺体积的丢失，当需要联合假体置入乳房重建时，大网膜可以作为

假体表面的软组织覆盖材料。

（二）手术禁忌证

①患者既往有上腹部手术史（腹腔镜胆囊切除术可放宽标准），大网膜与周围脏器粘连，不适宜分离，加大出血及术后网膜坏死风险。包括剖宫产在内的妇科手术，常对上腹部的大网膜影响不大。②既往腹膜炎病史者。③高龄或一般情况较差者：腔镜大网膜获取时间平均为65分钟[15]，及随后的乳房整形手术会明显延长手术时间。心肺功能较差、存在下肢深静脉血栓危险因素等患者，不宜选用这一术式。

三、术前准备

1. 腹部增强CT+胃网膜血管三维重建　这一检查手段有三个意义：

（1）有助于了解腹部脏器情况，初步除外胃、结肠恶性肿瘤。因为这两类肿瘤手术中需切除大网膜，若未行评估直接将大网膜转移至胸部，会存在一定隐患。

（2）血管重建有利于观察胃网膜左、右动脉和交通支的血运情况（图7-1）。绝大多数大网膜的血供都是胃网膜右血管优势型。每一例患者通过胃网膜血管CT三维重建进一步印证后，术中可以放心地离断胃网膜左血管、保留胃网膜右血管作为血供来源。

（3）离断胃网膜左血管后，左半部分大网膜仅依靠胃网膜血管弓供血，胃网膜血管CT三维重建有助于评估胃网膜血管弓的完整性。也就是说，对于血管弓不完整的患者，即使胃网膜右血管粗壮而供血充分，也不能保留大网膜的左半部分，否则术后会不可避免地出现转移至受区大网膜最远端的缺血坏死。

2. 患者手术前晚行肠道准备（口服复方聚乙二醇电解质散），以便清洁肠道，减少偶然出现肠道损伤时的腹腔污染。

3. 麻醉及体位　患者均采用气管插管静脉全麻，平卧分腿位，患肢外展，分离网膜时术者站于患者左侧，第一助手站于两腿间。过程中需要变换体位，如适当调整为头低脚高位，或头高脚低位。麻醉后放置胃肠减压，以避免胃过于饱涨和下垂，影响大网膜的分离。

4. 腔镜乳腺及腋窝手术　同一般的腔镜乳腺手术。需要注意的有两点：①本着无瘤原则，乳腺手术的腔镜器械需更换，才能继续进行腔镜大网膜获取手术；②大网膜乳房整形手术，常需行乳房下皱襞切口，所以可以酌情将腔镜乳腺手术位于腋窝的单孔切口，转移至乳房下皱襞，利用这一个切口完成乳房手术、前哨淋巴结活检/腋窝淋巴结清扫术和大网膜转移乳房整形手术（图7-2）。另外，如果大网膜用于填补上象限保乳手术后的缺损，需沿乳房后间隙层次打通乳腺后方的隧道，以备随后将大网膜经此通道转移至乳房上象限。

四、手术步骤

（一）腔镜下获取大网膜

1. 建立气腹　在脐下缘行10mm横向切口切开皮肤，穿入气腹针，制造气腹压力为12mmHg，气体流量为35L/min。注意在脐下缘而非上缘置入腔镜，因为大网膜常会下垂，影响腔镜观察；选取脐下缘切口，有助于适当拉远镜头与操作组织的距离。

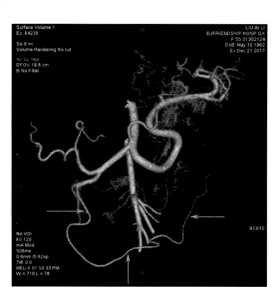

图 7-1　胃网膜左、右动脉三维重建图
可显示胃网膜右动脉为优势血管(左边箭头所指为
胃网膜右动脉,右边箭头所指为胃网膜左动脉,下
箭头所指为两者所形成的交通支)

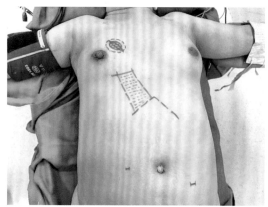

图 7-2　显示三个戳孔的位置和乳房下皱襞处的单
孔切口,后者用于完成腔镜乳腺手术和转移大网膜

2. 建立视野及操作孔道　拔出气腹针,穿入 10mm trocar(A 孔),置入 30° 角光源内视镜观察:大网膜大小及体积,与周围脏器是否粘连,胃网膜血管及吻合弓情况。注意探查胃、结肠有无明显占位性病变。取左侧反麦氏点行 5mm 戳孔为主操作孔(B 孔),A 孔右侧约 10cm 平脐行 5mm 戳孔为辅助操作孔(C 孔),分别置入 5mm trocar 作为操作通道。B 孔选择的位置偏低,也是为了远离大网膜等下垂的组织;C 孔没有选取在过低的位置而是平脐,是因为如果 C 孔位置过于偏向右下方,在处理脾门时经此孔伸入的器械,会难以达到脾门所在的左上腹的位置。在显露困难的病例,可以在右上腹增加一个 5mm 的戳孔(D 孔);在准备行乳房下皱襞切口的病例,也可以把 D 孔设计在乳房下皱襞切口处,此时经 D 孔伸入 12mm trocar,不仅可以有助于更好地展开横结肠以利于大网膜的游离,同时 trocar 走行的通道,也可以作为大网膜从腹腔通往乳腺区域的通道。

3. 分离大网膜　如前所述,大网膜左半部分与脾胃韧带延续。我们习惯先离断这一部分的大网膜,使脾脏与大网膜分离。将这一步骤最先进行,可以避免在牵拉大网膜时造成脾被膜撕脱和随后的出血,从而减少中转开腹甚至脾切除术的概率。

大网膜的左侧半腹侧两层与背侧两层之间的分层清楚,很容易进入到正确层次;其右侧半腹侧两层则常与背侧两层及横结肠系膜愈着,分层不够明显。所以,选择分离起始点时,通常自横结肠中点稍靠左侧[20],距横结肠壁 1cm 处,以超声刀向左分离(图 7-3)。看到胃后壁,就证明进入了小网膜囊。确认进入小网膜囊是整个分离大网膜的最关键步骤,因为这说明已经顺利进入了大网膜腹侧两层与背侧两层之间的正确层次之中,在这个解剖层次之中进行后续的分离,就不用再担心损伤横结肠系膜和其中结肠中动脉等重要血管。继续向左侧离断大网膜,直至显露胃网膜左动静脉,以 Ligarsure 直接凝闭胃网膜左血管。然后自横结肠中点处向右分离,直至结肠肝曲(大网膜向右侧延续的部分),充分游离大网膜与结肠肝曲的粘连。注意结肠肝曲需充分游离,否则大网膜拖出至胸壁后,患者常会因大网膜牵拉结肠肝曲,而出现肠梗阻表现。在小网膜囊内向右侧游离,当到达小网膜囊最右侧时,也就是大网膜腹侧两层与背侧两层(横结肠系膜)相愈合的位置,此时通常已经不再需要继续向右分离;另外,强行分开愈着的膜性结构,很有可能误入横结肠系膜,从而损伤结肠中动脉,造成不必要的结肠切除。

　　完成大网膜的结肠侧分离后,开始胃大弯侧的大网膜游离。自脾胃韧带起,以超声刀自左向右离断胃大弯侧大网膜,此操作应紧贴胃壁进行,将胃网膜血管的血管弓完整保留给大网膜,以保证大网膜的血供。当分离到达到幽门环处时,即为胃大弯侧大网膜分离的终点。在幽门环这一结构不够清晰时,幽门静脉的出现,可以帮助确认幽门环所在位置和明确游离终点。游离大网膜的路线图如图 7-3 所示。

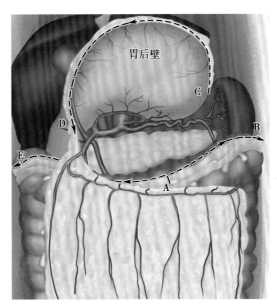

图 7-3　自横结肠上部中点靠左(A)作为分离的起点,左侧至胃脾韧带(B),右侧至结肠肝曲(E)。然后自胃大弯侧(C)离断网膜,紧贴胃壁进行,以保证大网膜的吻合支血供,越过幽门环处(D)时为分离的终点

(二)建立皮下隧道、会师(腹壁免切口法)

　　经乳房下皱襞切口(或将乳房下皱襞处的 D 孔延长至 2.5cm),沿腹直肌前鞘浅层,向脚侧分离皮下隧道,直至右侧腹直肌与肋弓交汇处。注意皮下隧道的宽度应充分,否则大网膜不易从隧道中拖出。随后适量去除隧道内皮下组织(图 7-4),防止大网膜蒂血管受压,同时减轻术后大网膜经过隧道引起的局部膨隆。在腹腔镜直视下以超声刀切开腹膜、腹直肌、腹直肌前鞘,至此皮下隧道已经与腹腔相通,隐藏在腹壁内的切口直径在 2~3cm。这种腹壁免切口转移大网膜的方法,由首都医科大学附属北京友谊医院张忠涛教授设计并首次实施。以往,在腔镜获取大网膜后,需单独另行一个肋缘下或正中切口才能转移大网膜至乳房;这种方法则只是利用了此前乳腺手术的下皱襞切口向脚侧建立一个皮下隧道,最终和腹腔镜下切开的腹壁内切口相通,是为"会师"。

　　将皮下隧道以液体石蜡润滑。通过腔镜无伤肠钳将大网膜游离端(即大网膜最左侧部分的尖端)递出腹壁内的切口(图 7-5)。经乳房下皱襞切口将卵圆钳伸入皮下隧道,将大网膜通过皮下隧道自腹腔拖出至乳房下皱襞切口以外,放置于用生理盐水浸透的纱垫上(图 7-6)。腔镜下确认腹腔段大网膜蒂即使在气腹状态下,也呈无张力状态。这点十分重要,不然不仅患者术后直立时会有牵拉感,过高的张力更有可能影响大网膜蒂的血供。检查网膜蒂在隧道内是否存在扭曲及胃网膜血管弓的搏动。将大网膜与腹壁内切口附近组织固定两针以防止回缩。

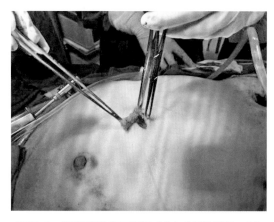

图 7-4　修剪隧道皮下组织,减少术后膨隆和对大网膜血管蒂的压迫

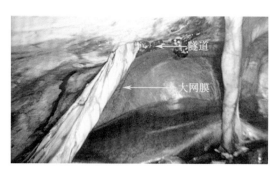

图 7-5　大网膜被拖出腹腔

(三)放置疝补片,预防腹壁疝的发生

在腹壁切口靠近大网膜蒂处进行间断缝合,使切口与大网膜蒂之间仅容 1 小指尖。然而,腹壁缺损不可避免存在逐步自行扩大的趋势(肥胖患者尤其严重),这种缺损的扩大,不会因为在腹壁切口靠近大网膜蒂部进行预防性缝合而完全消除,最终导致腹壁疝的发生。预防的方法是使用疝成形手术的补片,直接覆盖在腹壁缺损和穿过缺损的部分大网膜蒂上,随后在补片超越缺损的正常组织处,间断缝合数针。注意不建议将大网膜蒂穿过补片中间的圆形孔洞,而应该使用没有孔洞、完整的平片直接覆盖缺损和局部的大网膜蒂。理由是传统补片有一定的"皱缩率",这种退缩不仅仅是补片周边向中央的皱缩,同样存在中央圆形孔洞向周边的皱缩,后者有可能导致中央孔洞扩大、腹壁缺损重新外露。

(四)乳房整形手术

大网膜转移至乳腺区域后,可以与下面三种乳腺癌手术相结合:

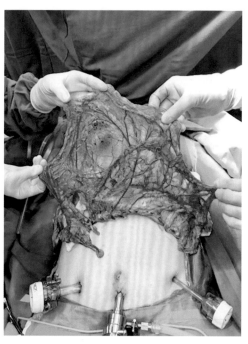

图 7-6　大网膜已拖出至腹腔外,注意血管蒂不要扭转

1. 单孔法腔镜保乳手术（SE-BCS）+ 大网膜肿瘤整形手术　大网膜可以用于填充各个象限局部扩大切除术后的缺损，一般无需再行缝合固定（图 7-7～ 图 7-9）。

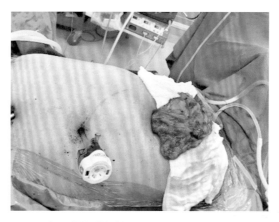

图 7-7　大网膜从进行单孔腔镜保乳手术的乳房下皱襞
小切口拖出，准备置入乳房下象限的缺损

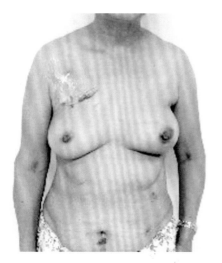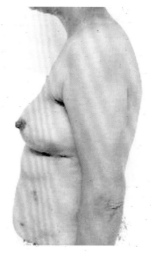

图 7-8　使用大网膜完成下象限保乳手术后的肿瘤整形手术

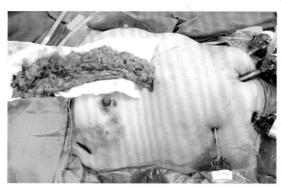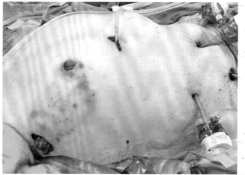

图 7-9　单孔腔镜外上象限保乳手术。大网膜能够轻松地移动至外上象限或内上象限，完成局部缺损的整复

大网膜主要由脂肪构成,如同乳房自身的脂肪一样,较少因为术后放疗而改变外形或萎缩,同样会有非常自然的手感。

2. 腔镜保留乳头乳晕皮下腺体切除(E-NSM)＋大网膜乳房重建　在乳房体积很小时,可以用于填充皮下腺体全部切除后的缺损。将大网膜塑形为乳房形态后,将其在乳房上缘与胸壁固定,大网膜的内外两侧缘也要固定。临床上遇到过术后由于长时间向健侧侧卧,导致大网膜堆积于胸骨旁而影响外形者。

对乳房体积较小的患者,当然可以仅行 E-NSM,也可以获得尚可的外形(详见相应章节)。但我们发现,皮下腺体切除术后没有进行任何填充的乳房,在术后会不可避免地出现乳头乳晕复合体的上移,而且无法通过与深层胸壁缝合固定预防。如果可以进行大网膜填充,即使是总体积仅约 100ml 的大网膜,也可以借助重力作用,有效地预防乳头乳晕复合体上移,使双侧更为对称(图 7-10)。

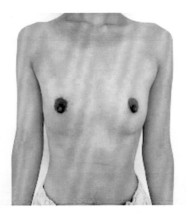
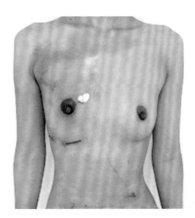

图 7-10　体积较小的乳房,进行 NSM 后,可使用大网膜直接完成乳房再造术

3. 腔镜皮下腺体切除术＋大网膜辅助假体置入乳房重建术　对于乳房体积正常甚至较大的患者,单纯使用大网膜不足以填充皮下腺体切除后的容积缺失,需要联合假体置入,获得良好和对称的外形。这一点与背阔肌联合假体置入有些类似。离断胸大肌下缘起点,分离胸大小肌间隙,置入假体;将大网膜与胸大肌下缘和侧胸壁前锯肌筋膜缝合,对假体形成良好的软组织覆盖;大网膜与乳房下皱襞缝合数针,形成一个完整的完全由自体肌肉脂肪组织构成的"囊袋"(图 7-11、图 7-12)。

大网膜作为假体的软组织覆盖,有几个明显优点:①单纯使用离断起点后的胸大肌,难以覆盖假体下半部分,会导致这一部分的皮肤褶皱(波纹)、假体疝甚至包膜挛缩;事实上,需

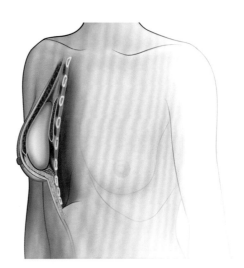

图 7-11　大网膜与胸大肌下缘进行缝合,形成完全由自体组织构成的囊袋

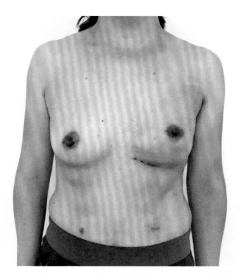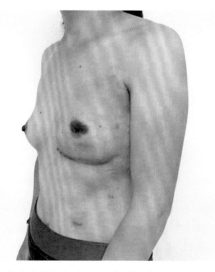

图 7-12　利用大网膜与胸大肌下缘缝合,形成完全由自体组织构成的囊袋包裹假体

要离断胸大肌起点的假体置入乳房再造,如果没有其他材料或组织完成下半部分的假体覆盖,很难获得满意的外观。大网膜有充足的面积,能够很轻易覆盖假体。②使用人工补片材料(异体脱细胞真皮基质,acellular dermal matrix,ADM)或 TiLOOP Bra 乳房软组织加强补片)覆盖假体,会带来血清肿、感染、"红色征"(ADM 综合征)、假体取出等并发症几率的升高;人工补片材料昂贵的价格,也使很多本来有意愿的患者,无法接受乳房重建。而大网膜作为自体组织,不存在增加上述人工材料置入相关并发症的可能;大网膜与胸大肌形成的囊袋,是一个完全由软组织构成的囊袋,能够提供更好的包被和支撑;相比人工补片材料,大网膜也无疑是更为经济的选择。③相比同样可以用于覆盖假体的背阔肌,大网膜供区的并发症较少,很少会如背部供区积液那样严重影响患者康复的情况出现。④大网膜有强大的吸收渗出液和抗炎的作用,能够有效减少感染的几率、吸收乳腺区域手术后的渗液、加快术后的康复。⑤在很多时候,离断胸大肌下缘后,胸大肌会回缩至高于乳头的水平,从而使乳头乳晕复合体深方直接接触人工材料甚至假体;而大网膜与胸大肌缝合后,能够保证乳头乳晕复合体深方有血运非常丰富的大网膜衬垫,从而有利于减少乳头乳晕复合体的缺血。

（五）放置引流管及关闭切口

在乳房内大网膜所在位置放置负压引流管一根,如患者行腋窝淋巴结清扫,则于腋窝处放置引流管一根;在联合假体置入的患者,乳房区域需放置引流管两根(图 7-13);腹腔无需留置引流管。顺序关闭各切口。腹壁 A

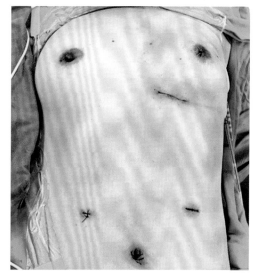

图 7-13　大网膜联合假体乳房重建。放置引流管两根

孔需要进行筋膜层缝合,以防止戳孔疝的发生。

视频5 腹壁无切口全腔镜带蒂大网膜乳房重建术

五、操作要点与难点

1.牵拉大网膜时,容易撕脱脾被膜而致脾破裂和出血。预防的方法是在游离大网膜之前,先以超声刀离断大网膜与脾脏的连接。如果出现脾被膜的撕破和出血,可以使用止血海绵压迫撕脱处,多能止血;确实无法经腔镜操作止血的,需要中转开腹进行止血操作甚至脾切除术。

2. 分离大网膜时,通过看到胃后壁确认进入了小网膜囊这个正确解剖间隙,以免伤及横结肠系膜以及其中的结肠中动脉、造成不必要的横结肠切除。

3. 注意随时确认和保护胃网膜血管弓,无意中的损伤会直接导致手术失败。

4. 大网膜与结肠肝曲应充分游离,避免大网膜拉出腹腔时将结肠牵拉形成夹角,导致术后患者出现肠梗阻症状。

5. 在将大网膜拖出腹腔后,腹壁切口与大网膜蒂之间保留一指尖的空间,既能避免大网膜蒂血管受压,又能防止腹壁疝的发生。如果空隙过大,务必予以缝合关闭。

6. 保证大网膜蒂无张力。将大网膜自皮下隧道提拉至乳房缺损时,应保证大网膜蒂腹腔段无张力,以保证大网膜的存活和减轻术后腹腔牵拉感。具体方法是在气腹的状态下调整腹腔段大网膜无张力,这样消除气腹后张力会更小。

7. 去除隧道皮下脂肪。皮下隧道建立后,自隧道外切口直视下用电刀去掉多余皮下脂肪,可减轻皮下隧道因大网膜经过而形成的隆起、减少大网膜血管受压。

六、术后并发症及手术评价

(一)大网膜瓣的坏死

大网膜出现坏死的主要表现是局部出现红、肿、热、痛的炎症表现,或术后受区质地坚硬、数月仍不能软化。主要原因为蒂扭转、蒂张力过大、腹壁切口卡压大网膜蒂、无意中损伤了胃网膜血管弓等。在将大网膜植入受区前,应确认大网膜的血管搏动和活力,怀疑有血运不佳的局部,应予以切除。首都医科大学附属北京友谊医院采用吲哚菁绿荧光显影来判断大网膜的活力(图7-14),协助判断是否有需要切除的血运不佳的部分。术后注意保暖、间断吸氧、避免对大网膜及血管蒂的加压包扎,并使用促进

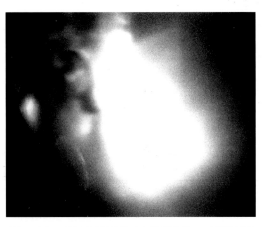

图7-14 显示大网膜荧光显影强烈,无明显不显影区域,证明血运良好

静脉回流的七叶皂苷钠，有助于改善大网膜血供、提高存活率。

（二）腹腔牵拉感

多为餐后患者胃部下垂牵拉大网膜蒂所致，需保证大网膜蒂腹腔段无张力，保证腹腔段大网膜预留足够的长度。

（三）肠道功能障碍

表现为便秘、肠梗阻。此并发症出现比例低，如出现考虑为大网膜牵拉导致结肠成角所致。术中应充分游离大网膜与横结肠肝曲处粘连，防止结肠受到牵拉。

（四）切口疝

切口疝在大网膜获取后并不少见。由于肥胖病人腹壁缺损自发扩大的趋势更为明显，故我中心出现切口疝的患者，均为较肥胖的患者。腹壁疝是处理起来非常棘手的并发症。因为腹壁缺损临近肋弓，导致腔镜疝修补时，很难将补片牢固钉合在肋弓深面，所以腔镜从腹腔内修补常会遭遇切口疝复发和失败，最终不得不再次行开放行切口疝修补手术。预防方法：一是要检查腹壁切口与大网膜血管蒂之间的缝隙，大于 1 指尖时要予以确切的修补；二是如前文所述，预防性放置疝补片。

切口疝并不是一个简单的手术，不建议乳腺外科医生自行修补，建议联合拥有丰富腹壁疝修补经验的疝外科专业医生完成手术。在术式选择上，如果缺损紧邻肋弓，不建议行腔镜腹壁疝修补手术。建议行开放手术并采用腹膜前间隙(Sublay)修补技术放置补片、完成修补；不推荐行腹壁肌肉前(Onlay)放置补片的修补技术，后者虽然较简单，但复发率较高。

腔镜获取带蒂大网膜，相比获取背阔肌肌皮瓣、腹直肌肌皮瓣，有更小的供区损伤。大网膜可以轻易地上提至乳房上象限，所以可以用于各个象限保乳手术后的肿瘤整形修复，也可以用于乳房皮下腺体切除术后的乳房重建。大网膜以脂肪成分为主，不仅有接近乳房的手感，也具有较强的耐受放疗的特性；其独特的吸收和抗炎功能又可以减少术后血清肿和感染的发生。另外，作为自体软组织，大网膜替代人工材料用于假体置入乳房重建，既可以对假体形成完美的软组织覆盖、减少包膜挛缩，又能够让保留的乳头深方有一层血运丰富的大网膜依托，从而减少乳头乳晕复合体缺血坏死的概率。

（辛　培　屈　翔　张忠涛）

参考文献

1. WILLIAMS P L，BANNISTER L H，BERRY MM.Gray's anatomy（38th ed）［M］.Edinburgh：Churchill Livingstone，1995：1742.

2. SOMPAYRAC S W，MINDELZUN R E，SILVERMAN P M，et al.The greater omentum［J］.AJR Am J Roentgenol，1997，168（3）：683-687.

3. 李学雷，江奕恒，钟世镇．大网膜移植的应用解剖［J］．中华显微外科杂志，2011，34（4）：305-308.

4. 乜国雁．带蒂大网膜移植修补复杂性膀胱阴道瘘 67 例报告［J］．中华泌尿外科杂志，2006，（2）：118-120.

5. CIUCE C，SEDDIQ F，FODOR M，et al.Omental free-tissue transfer：indications and results from personal experience［J］.Microsurgery，2003，23（3）：198-205.

6. 钱晓哲，徐根新，曹子昂，等．带蒂大网膜移植术治疗顽固性深部胸骨切口感染的临床研究［J］．中国现代手术学杂志，2013（4）：270-274.

7. PATEL R S，GILBERT R W.Utility of the gastro-omental free flap in head and neck reconstruction［J］.Curr

Opin Otolaryngol Head Neck Surg,2009,17(4):258-262.

8. 赵启明,夏东胜,陆新,等.腹腔镜下取大网膜游离移植矫治严重的半侧颜面萎缩[J].中国美容整形外科杂志,2006,17(4):243-245.

9. 魏效森,魏颖,曲宏民,等.带蒂大网膜移植治疗食管自发性破裂11例[J].中华胸心血管外科杂志,1998(5):266-268.

10. 邹礼明,潘承欣,杨接辉,等.带蒂大网膜胸腔内移植术在肺切除术后支气管胸膜瘘中的应用[J].医师进修杂志,2004(18):42-44.

11. KIRICUTA I.The use of the great omentum in the surgery of breast cancer [J].Presse Med,1963,71 :15-17.

12. SALTZ R,STOWERS R,SMITH M,et al.Laparoscopically harvested omental free flap to cover a large soft tissue defect [J].Ann Surg,1993,217(5):542-546 ;discussion 546-547.

13. COTHIER-SAVEY I,TAMTAWI B,DOHNT F,et al.Immediate breast reconstruction using a laparoscopically harvested omental flap [J].Plast Reconstr Surg,2001,107(5):1156-1163 ;discussion 1164-1165.

14. JIMENEZ A G,ST GERMAIN P,SIROIS M,et al.Free omental flap for skin-sparing breast reconstruction harvested laparoscopically [J].Plast Reconstr Surg,2002,110(2):545-551.

15. ZAHA H,INAMINE S.Laparoscopically harvested omental flap:results for 96 patients [J].Surg Endosc,2010,24(1):103-107.

16. ZAHA H,ONOMURA M,NOMURA H,et al.Free omental flap for partial breast reconstruction after breast-conserving surgery [J].Plast Reconstr Surg,2012,129(3):583-587.

17. GUAN D,LIN H,LV Z,et al.The oncoplastic breast surgery with pedicled omental flap harvested by laparoscopy:initial experiences from China [J].World J Surg Oncol,2015,13 :95.

18. ZHANG P,LUO Y,DENG J,et al.Endoscopic axillary lymphadenectomy combined with laparoscopically harvested pedicled omentum for immediate breast reconstruction [J].Surg Endosc,2015,29(6):1376-1383.

19. 姜军.乳腺疾病腔镜治疗.北京:人民卫生出版社,2012.

20. ZAHA H.Oncoplastic volume replacement technique for the upper inner quadrant using the omental flap [J].Gland Surg,2015,4(3):263-269.

08

第八章

达芬奇辅助机器人腔镜乳腺手术

第一节　机器人手术设备

机器人手术设备源于 1972 年美国宇航局提出的远程外科操作理念,经斯坦福大学研究人员完成设计并成功商用。达芬奇机器人手术设备(da Vinci surgery system)是目前唯一进入医疗市场并被美国 FDA 批准的机器人腹腔镜手术设备,已成功用于腹腔、胸腔以及甲状腺手术。目前在技术上已相对成熟并发展成商用的机器人腔镜手术系统主要是达芬奇手术系统(da Vinci® surgical system),由美国的 Intuitive Surgical 公司于 1995 年设计制造并用于临床外科治疗研究,2000 年通过美国 FDA 安全验证并开始推广应用。该系统主要由控制台(console)、机械臂(patient cart)及高分辨率的 3D 影像监视系统构成。操作器械与机械臂相连接,通过 trocar 插入体内,外科医师坐在控制台前通过控制台操作手术器械,计算机实时将外科医师手上的操作转化成机械臂的精细运动从而完成手术操作。达芬奇影像系统由双摄像机组成,可形成双眼视觉的三维立体图像,并可放大 10~15 倍。外科医师坐在控制台前通过双目镜可观察到实时 3D 手术影像(图 8-1)。集成计算机合成的手眼配合协调程度完全能达到甚至超过开放手术的效果。

内关节设计是达芬奇手术系统中操作器械的关键设备,其具有 7 个方向的自由度:外部的机械臂提供前后、旋转、横向运动等 3 个方向动作,内关节提供上下、横向运动、旋转及开合(pitch,yaw,rotation,and grip)等 4 个自由度。这一仿真手腕式的内关节设计增加了操作的灵活程度,使外科医师的全部动作被实时转化为精确的机械手运动,超越人手关节活动极限,尤其在深部操作时,由于动作灵活、体积小巧,与开放手术的人手操作相比具有显著优势,其精细程度甚至能超过开放手术。同时机械臂具有计算机辅助位置记忆功能,更换器械后可迅速精确回复至更换前位置,具有"即插即用、无缝连接"的特点。此外,机器人的控制原理是直觉控制,镜下动作方向与手控方向是一致的,动作影像为正像,而传统腔镜手术中为镜像运动,因传统腔镜手术由于不能弯曲的长直器械的筷子效应,外科医师需要反向运动

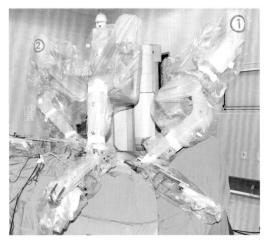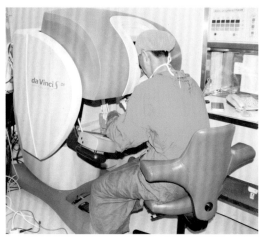

图 8-1 外科医师坐在远离手术台的控制台前使用达芬奇手术系统进行手术(机器人辅助乳腺切除)

才能完成正确的操作。机器人系统还可以按比例缩小外科医师的动作幅度,过滤无效抖动,把外科医师的粗犷动作转换为精准细致的手术操作,使手术更加精细。远程操控甚至可以使有经验的、熟练的外科医师,在助手配合下通过网络完成异地手术操作。传统腔镜手术中,外科医师往往需要长时间站立并不断扭曲身体和手腕采用不同的姿势和手式以完成复杂操作,经验不多的初学者在手术过程中容易疲劳,从而影响手术的质量和效果;而在机器人辅助的手术过程中,外科医师以非常舒服的姿势坐在控制台前进行手术,并通过人机控制界面,消除 trocar 抵抗,避免术者疲劳,这对于需要长时间操作的复杂手术尤其重要。

总之,远程操控、3D 视野以及内关节设计器械(EndoWrist)构成了机器人手术系统最重要的三大核心技术。坐在操控台前进行机器人手术改变了外科医师的传统工作模式,提高了手术精度,拓展了外科医师的能力,同时也降低了外科医师的工作强度。然而,机器人手术过程中仍需熟练的外科助手穿无菌手术衣在患者床旁协助操作,助手的工作包括调换机械臂上的操作器械、吸引冲洗、放入或拿出纱布或缝线以及协助显露术野等[1,2]。

机器人手术在外科领域的应用是麻醉技术应用于外科以来最重要的微创外科进展之一。初期的应用领域主要包括整形外科、神经外科和心脏外科。第一台采用达芬奇机器人辅助的手术是 1998 年在德国开展的心脏旁路手术[3],FDA 批准应用于腹部手术后第一个成功应用的是机器人辅助前列腺癌根治手术[4]。目前全球每年有超过 80 万以上的患者接受达芬奇机器人手术,且每年以 20% 以上的速度递增。在西方发达国家,应用机器人手术设备最多的包括泌尿外科、妇产科、胸心外科以及头颈外科。在美国 70% 的前列腺癌根治术通过机器人手术平台完成。由于机器人手术设备特有技术优势,甚至可用于显微外科血管吻合。

自 2000 年临床应用以来,达芬奇机器人已先后推出四代。目前中国内地引进的设备主要是 da Vinci S(第二代)和 da Vinci Si(第三代)系统,后者比前者更小巧灵活,术者可根据自身特点对机器人手术操控系统进行调整以适应自身的应用习惯。目前机器人设备尚有更新一代 da Vinci Xi,第四代机器人设备的机械臂更加灵活,且镜头臂与操作臂可互换。最新研制成功并开始进行临床试验的是单孔设备 da Vinci SP,所有的操作器械可通过一个直径 25mm 的 trocar 送入手术部位,镜头采用软镜设计并可进行较大角度的弯曲,手术器械有三个关节,比目前所用的机器人手术器械灵活性更大。单孔设备由于仅需一个通道即可完成手术,使机器人手术更加微创(单孔腔镜手术内容见本书相关章节)。

当然,机器人手术系统仍有一些不足:一是机器人手术器械无触觉反馈,术中无法通过接触的方法感知组织或病灶的质地,同时在缝合打结时可能会用力过大断线或牵拉过度导致组织撕裂。但正如本书中"腔镜乳腺手术使用的特殊器械及材料"一章中提到的,3D 影像下的视觉思维方式可以部分弥补触觉缺失造成的缝合等操作的问题。二是达芬奇系统体积较大,即使是最新一代的机器人手术设备也需较大的手术间用于安装设备;机器臂的连接以及无菌封套的准备需占用较多的时间,这就要求术者和助手能够熟练掌握使用要领,并对于术中出现的简单故障能够进行处理使其迅速恢复正常运行——有学者将机器人手术人员形象地比作赛车手团队,台上助手和器械人员比作赛车手的后勤保障人员,在比赛中赛车出现的机械故障需要后勤保障人员的通力协作迅速恢复设备的最佳功能状态。三是设备及其耗材使用和保养费用较为昂贵,目前情况下比传统开放或腔镜手术的费用高出 1 倍以上,且其多出的费用在我国尚未进入医保报销项目,限制了其普及应用。

下面,以机器人辅助保留乳头乳晕和皮肤的乳腺癌皮下腺体切除加假体置入乳房重建术为例,详细介绍这项技术的应用。

第二节 机器人辅助保留乳头乳晕和皮肤的乳腺癌 皮下腺体切除加假体置入乳房重建术

一、概述

理论上能够用腔镜完成的手术均可采用机器人手术方式。因此传统腹腔镜优势学科如普通外科、泌尿外科和妇科均较早并广泛开展了机器人辅助手术[5]。腔镜乳腺手术从 20 世纪 90 年代初期用于乳房假体取出和假体包膜切除至今已有 20 多年历史,但由于乳腺为实质性器官,缺乏像腹腔一样的自然腔隙,进行腔镜乳腺手术时首先要建立操作空间,然后还需要有一定潜行通道以固定 trocar,因此腔镜乳腺手术相对于腹腔镜以及其他有自然腔隙的腔镜手术费时费力,难度较大。但由于医患双方对美观的要求不断提高,通过腔镜手术实现乳房皮肤的完整保留能够为腺体切除后乳房重建提供良好的皮肤条件,腔镜乳腺外科也有其发展的必要性。因此乳腺腔镜外科也得到了一定的发展并且形成了一系列标准化的手术方式,手术种类几乎涵盖了乳腺外科的所有领域,开展乳腺腔镜外科的单位也有逐渐增加的趋势。

机器人手术设备由于其特有的优势,在乳腺外科的应用可能对乳腺腔镜外科的发展带来更好的机遇。但机器人辅助腔镜乳腺手术与传统腔镜乳腺手术面临同样的问题,需要首先建立操作空间,机器人专用 trocar 潜行通道比传统腔镜手术更长,且需要术者和助手对腔镜乳腺手术有一定的操作经验并熟悉机器人手术设备和器械的使用。因此机器人腔镜乳腺手术对助手的要求与传统腔镜手术相比更高。由于目前机器人手术设备尚未普及，开展机器人乳腺手术的单位尚少，机器人手术在乳腺外科的应用尚需进一步探索。机器人辅助的腔镜乳腺手术至今也只有少数文献报道。2015 年意大利米兰肿瘤中心的 Toesca A 首先报道了机器人单孔乳腺切除（RNSM）加假体置入乳房重建。术者采用非溶脂的方法经腋窝小切口为 3 例 BRCA 基因突变患者预防性切除加重建，手术时间 2.5~7 小时，取得了较好的效果。术者认为机器人乳腺切除术具有操作精准、患者满意度高等优势。

然而，机器人手术缺点也显而易见，手术时间长、患者花费高。2017 年 Toesca A 又报道了 29 例较早期乳腺癌机器人手术切除和假体置入乳房重建的经验，认为经过 3 例操作后就可越过陡峭的学习曲线而使手术时间降至可以接受的 2 小时左右，术后未出现明显的并发症[6]。陆军军医大学第一附属医院（重庆西南医院）乳腺中心自 2014 年开始将机器人手术技术用于乳腺切除和重建。先后开展了机器人男性乳房发育患者保留皮肤的乳腺切除手术及较早期乳腺癌患者保留乳头乳晕和皮肤的腺体切除和腋窝淋巴结清扫，采用溶脂吸脂后充入 CO_2 的方法建立操作空间。结果显示在以往较成熟的传统腔镜乳腺手术经验基础上进行机器人乳腺切除和腋窝淋巴结清扫手术可以较快掌握并从机器人手术中获益。如操作更精细、术者体位舒适、长时间操作不易疲劳等。进行腺体切除时间和腔镜手术接近或短于腔镜手术，手术时间明显短于文献报道，效果较好。现结合文献报道和陆军军医大学第一附属医院（重庆西南医院）乳腺外科的经验将机器人辅助的乳腺癌手术的患者选择、手术方法及手术前后的处理介绍如下。

二、手术适应证和禁忌证

（一）手术适应证

机器人辅助手术适应证原则上与腔镜手术适应证相同[7]：①女性，术前经空芯针穿刺活检明确诊断为乳腺癌；②肿瘤小于 3cm，未侵犯到皮肤或胸大肌，无明确侵犯乳头乳晕复合体证据；③乳房皮肤无与肿瘤相关的橘皮征或酒窝征；④腋窝无明显肿大或融合固定的淋巴结；⑤新辅助化疗后达到以上条件者；⑥乳房中等大小以下，估计体积在 300ml 以下；⑦乳房无明显下垂，有较强的美观愿望；⑧乳房大范围的不典型增生、多发导管内乳头状瘤病及家族性乳腺癌病史有 BRCA 基因突变的患者，在患者有强烈意愿的情况下，也可进行机器人辅助下的乳腺预防性切除。

（二）手术禁忌证

①有远处转移的患者；② Paget 病；③过敏体质或心理上无法接受假体置入乳房重建的患者；④胸壁或腋窝有手术史或放疗史；⑤过度肥胖患者；⑥有凝血功能障碍者；⑦有严重心肺功能疾患，不能耐受 2 小时以上的全麻患者。手术禁忌证往往是相对的，根据术者的经验和操作水平可适当放宽或收窄。

三、术前准备

（一）麻醉与体位

1. 麻醉　气管插管全麻。

2. 体位　仰卧位，患侧肩背部垫高约 15°，患肢外展 90°。常规消毒铺巾，用无菌标记笔标记乳房边缘、腋窝边界以及 trocar 置入切口。

（二）手术入路的选择与标记

腔镜和机器人手术均需结合手术部位特点选择最合适的手术入路,合理选择手术入路能够方便手术操作。选择的原则包括:①切口尽量隐蔽或不易留下明显瘢痕;②切口选择有利于手术操作,并能充分利用,如既能用于乳房切除又能用于腋窝清扫或前哨淋巴结活检,术毕还可用于引流管放置;③不影响皮瓣的血供,不影响伤口愈合。基于以上原则选择以下 4 个皮肤切口作为手术入路(图 8-2)。

A:乳晕上缘环乳晕切口,长约 1cm;

B:乳房外下缘切口,位于腋前线与乳房外下边缘交点处,长约 2cm,距乳房边缘约2cm;

C:乳头水平线与腋后线交点,约位于乳房外缘约 2cm 外,长约 2cm;

D:腋窝切口,位于乳房外上缘外上 2cm处的腋横纹近腋中线处,长约 1cm。

进行腋窝清扫时采用 A、B、C 切口,以B 切口为观察孔,A、C 两切口为操作孔;乳房皮下腺体切除时采用 B、C、D 切口,以 C

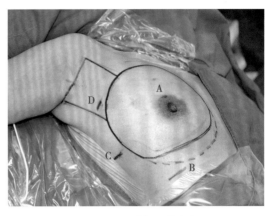

图 8-2　手术切口的标记
A. 乳晕上缘环乳晕小切口,长约 1cm;B. 乳房外下缘切口,位于腋前线与乳房外下边缘交点外下约2cm 处,长约 2cm;C. 乳头水平线与腋后线交点,位于乳房外缘约 2cm 外,长 1~2cm;D. 腋窝切口,位于乳房外上缘外上 2cm 处的腋横纹近腋中线处,长约 1cm

切口为观察孔以其他两切口为操作孔。目前在国内应用的机器人手术设备均要求以中间切口置入镜头才能进行手术,虽然符合腔镜手术的传统习惯,但也限制了手术入路的灵活应用。新一代达芬奇机器人手术设备(Ⅺ)允许观察孔和操作孔的任意转换,可更加方便手术操作,同时可缩短切口长度,减少手术创伤。

（三）消毒与铺巾

消毒范围一般应包括手术区域周围 15cm 以上的区域。常规铺无菌巾后,需在术区周围粘贴防水膜以防止溶脂吸脂过程中浸湿无菌巾导致术区污染。

四、手术步骤

（一）溶脂与吸脂

按照 250ml 生理盐水 +250ml 蒸馏水 +200~400mg 利多卡因 +1mg 肾上腺素的比例配制溶脂液。单侧手术一般溶脂液的用量为 500~1 000ml。首先在标记切口处皮下注射1~2ml 溶脂液以防切开皮肤时出血,按设定的位置分别做 1~2cm 的切口至皮下层,采用尖端钝圆的溶脂针(也可用硬膜外穿刺针头替代)于皮下间隙、乳房后间隙及腋窝充分均匀注入溶脂液,以乳房和腋窝充分肿胀为限。溶脂液注入约 10 分钟后采用尖端钝圆带单向侧孔的吸脂器(也可用刮宫器替代)在乳房皮下间隙、乳房后间隙以及腋窝间隙吸出注入的溶脂液以及部分肿胀疏松的脂肪组织,吸头侧孔始终要避开皮肤、胸大肌筋膜及腋窝的重要结构,在乳房皮下间隙和后间隙吸脂时要注意保持吸头侧孔朝向腺体,腋窝吸脂时侧孔背向腋静脉、胸背神经和胸长神经等重要结构。如准备一期进行假体置入乳房重建,乳房后间隙也要注意避免吸脂损伤胸大肌筋膜。在肿瘤表面吸脂时需轻柔操作避免过度刺激或挤压肿瘤，肿瘤表面及其周围 2cm 区域的皮下层可仅保留少量颗粒状的脂肪组织。腋窝吸脂可适当充分些，以简化腋窝手术，但同时也应避免过度吸脂以防破坏胸大肌外缘以及背阔肌前缘的肌肉、筋膜组织及其附近的血管分支。

对于乳房有一定程度下垂或水滴形乳房者，术后真皮层的皮肤皱缩可能会影响乳头乳晕区的血供。溶脂液中的肾上腺素可以用盐水替代，并适当降低肾上腺素的浓度，吸脂时以吸出组织间隙的水并扩开皮下间隙为目的，尽量减少脂肪的吸出，以保护皮肤和皮肤浅层脂肪层内的血供，从而降低术后乳头乳晕区坏死的几率（对于重度下垂的乳房，欲行皮下腺体切除术时，可以采用悬吊法，从而避免吸脂充气法对皮瓣血运的影响）。

（二）机器人辅助腋窝清扫术

经 B 切口置入 12mm 机器人手术专用 trocar，作为观察孔，A 切口和 C 切口作为操作孔置入 8mm 专用金属 trocar（图 8-3）。各 trocar 皮下潜行约 2cm，4 号丝线缝合固定于皮肤以免操作过程中滑出。经镜头 trocar 进气孔连接充气导管，充气压力设置为 8~12mmHg，气流量设为高流量以维持足够的操作空间。将机器人机械臂系统从患者头侧推入，机械臂主轴与观察孔方向尽量一致。机器人手术系统可选用三个操作孔，但为了缩小创伤，一般选用两个臂分别连接主操作孔与辅操作孔 trocar 基本上能满足操作需要。2 臂连接辅操作孔 trocar，置入带双极电凝的单孔抓钳，1 臂连接主操作孔 trocar 使用电凝钩、电剪或超声刀进行分离切割止血等操作。助手可利用其中的一个操作孔进行吸引、置换纱布，取出标本等操作。带双极电凝的单孔抓钳用于牵拉和协助显露，电凝钩或电剪用于分离组织、凝闭血管，根据操作习惯也可选用超声刀。trocar 与机械臂连接完成后（图 8-4），首先置入镜头（可用 0° 或 30° 镜，如用 30° 镜需斜面向下），调整机械臂使操作孔 trocar 延长方向在镜头前方较近的术野会师，先经其中一个操作孔用普通腔镜下的分离钳于会师点进行钝性分离，扩大手术腔隙。然后置入机器人专用操作器械，助手留在手术床旁辅助手术操作，术者坐在操控台前行手术操作，通过操纵杆实现对组织的分离、切割、止血等操作。

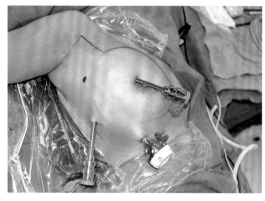

图 8-3 经 B 切口置入 12mm 机器人手术专用 trocar，作为观察孔，A 切口和 C 切口作为操作孔置入 8mm 专用金属 trocar

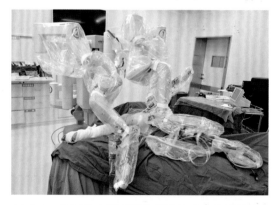

图 8-4 将机器人机器械臂系统从患者头侧推入，机械臂主轴与观察孔方向尽量一致。将 trocar 与机械臂相连接

首先在皮下间隙用电剪或电凝钩切断镜头前方的 Cooper 韧带(图 8-5),逐步扩大手术腔隙并逐步向腋窝方向分离。腋窝清扫的方法和原则与开放手术大体相同。①结合体表定位沿胸大肌外缘向腋顶部及腋底部游离显露胸小肌外缘,此过程中注意保护胸前外侧神经及其伴行血管,沿此血管向深层分离可直接找到腋静脉;也可结合体表投影位置确定腋静脉方向和大体位置,在胸大肌深面沿胸小肌外缘于腋静脉浅面切开喙锁筋膜,显露腋静脉(图 8-6);②结合体表定位游离腋窝外侧壁皮下的纤维组织,以不超过上臂与胸壁的交界横纹为限,后方游离至背阔肌前缘;③沿腋静脉下方约 1cm 处分离切断腋静脉及腋动脉的纵行分支,较大血管如胸腹壁静脉,可以用双极钳凝闭后切断或直接用超声刀切断,吸脂后很容易保留横行于腋窝内的肋间臂神经;④于腋静脉下方背阔肌浅面找到胸背神经(图 8-7)和血管并小心保护,沿胸小肌外缘进一步向深层游离的过程中沿背阔肌内侧缘近胸壁侧找到胸长神经(图 8-8),将胸长神经与胸背神经从包绕其周围的脂肪淋巴组织中分离,完成腋窝淋巴结清扫(图 8-9)。

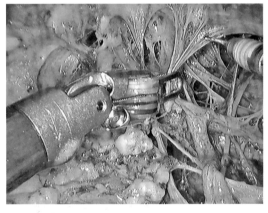

图 8-5　主副操作器械在乳房外上象限的皮下间隙会师后,切断腺体与皮肤间的 Cooper 韧带,逐步向腋窝方向扩大手术空间

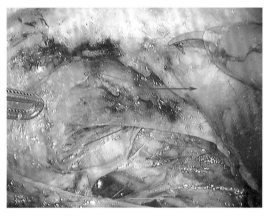

图 8-6　沿胸大肌深面的胸小肌外缘切开喙锁筋膜,显露腋静脉。胸大肌外缘(蓝色箭头)喙锁筋膜(红色箭头)已切开,腋静脉(绿色箭头)已显露

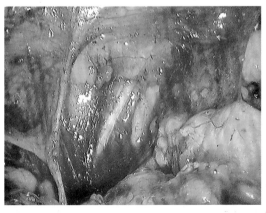

图 8-7　于腋静脉下方约 1cm 处游离背阔肌浅面的淋巴脂肪组织,显露胸背神经及伴行的胸背血管

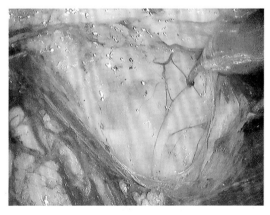

图 8-8　沿胸小肌外缘向深层游离的过程中在胸壁与背阔肌内侧缘之间显露胸长神经

（三）机器人辅助前哨淋巴结活检术

如术前辅助检查未发现腋窝有肿大或可疑的转移淋巴结,同时符合前哨淋巴结活检的适应证则仅需进行前哨淋巴结活检术。机器人辅助前哨淋巴结活检的程序与方法与传统腔镜方法相同。术前10分钟在乳晕周围皮内注射专用示踪染料,最常用的示踪染料是亚甲蓝,抽取2ml分4点注射或均匀注射在乳晕下缘和外侧缘皮下。需先注射示踪染料再进行溶脂吸脂。由于前哨淋巴结活检与乳房皮下腺体切除常常是先后进行,因此腋窝与乳房的溶脂吸脂是必备的程序。需要注意的是,前哨淋巴结活检时腋窝的溶脂吸脂的范围和深度可略浅于腋窝清扫术(前哨淋巴结解剖学位置处于筛状筋膜与喙锁胸肌筋膜之间,故吸脂和操作范围要浅于清扫喙锁胸肌筋膜深方的腋窝淋巴结,详见"腔镜前哨淋巴结活检术"一章)。Trocar的放置与机械臂入位的方向与腋窝清扫相同。首先是操作器械在乳房的外上缘会师,分离切断镜头前方Cooper韧带,向腋窝方向扩大皮下间隙逐步进入腋窝浅层。腋窝浅层吸脂后经简单的皮下分离后即可在镜下观察到染色的淋巴管或直接看到蓝染淋巴结(图8-10)。沿蓝染淋巴管分离找到蓝染的前哨淋巴结后切除,同时探查其周围,同一淋巴链如有肿大可疑淋巴结一并切除送冷冻切片行快速病理检查。如前哨淋巴结有转移,继续在机器人辅助下进行腋窝清扫(这时可行较深层腋窝脂肪的补充吸脂),如无转移则进行机器人辅助乳房手术程序。

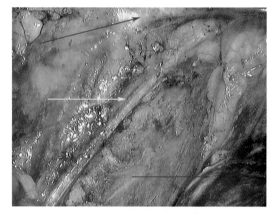

图8-9　腋窝清扫完成后显示保存完好的腋静脉、胸长神经和胸背神经(图示蓝色箭头为腋静脉,黄色箭头为胸背神经,红色箭头为胸长神经)

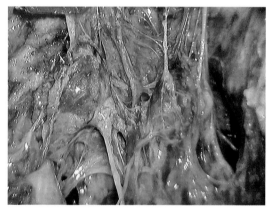

图8-10　机器人辅助前哨淋巴结活检术中显示蓝染的淋巴管与蓝染的前哨淋巴结

（四）机器人辅助乳房皮下腺体切除术

腋窝淋巴结清扫完成后,标本暂留在腋窝。拆除机器臂与trocar的连接,以C切口为观察孔,B、D切口分别作为主、副操作孔,置入机器人专用trocar并固定于皮肤(图8-11)。

将机械臂系统经对侧方向推入,镜头臂主轴方向与镜头trocar方向一致,连接机械臂与trocar(图8-12),镜头(可选用0°镜较为方便)及操作器械分别经相应trocar插入术野,主操作孔可选用电凝钩、电剪或超声刀。如选用30°镜,开始分离皮下间隙时选择30°镜向上,分离后间隙换成30°斜面下,可方便手术操作。由于皮下间隙经过含肾上腺素的溶脂液充分浸润后在分离过程中出血机会较少,因此用电剪操作既可快速剪断 Cooper 韧带,又可减少烟雾对视野的影响,减少擦镜头的次数,大大加快手术进度。

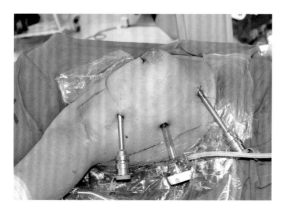

图 8-11　以 C 切口为观察孔,B、D 切口分别作为主副操作孔,置入机器人专用 trocar 并固定于皮肤

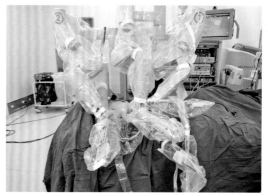

图 8-12　将机械臂系统从对侧方向推入,镜头臂主轴方向与镜头 trocar 方向一致。图示机械臂与 trocar 已连接,镜头和主副操作器械已置入

　　主副操作器械首先在镜头前方即乳房外侧象限会师(图 8-13),副操作器械如窗式抓钳协助牵拉显露术野,主操作器械如电剪切断皮下间隙内的 Cooper 韧带(图 8-14),逐步扩大手空间,沿乳房外侧象限、外下象限、中央区、外上象限以及内上象限的顺序完成皮下间隙的游离;皮下间隙游离完成一半或全部完成后即可开始进行乳房后间隙的游离,后间隙的游离可从任何一个乳房边缘开始,原则上从镜头 trocar 入口处的乳房外侧缘开始操作较为容易。将镜头退至 trocar 入口处,提起腺体边缘,沿腺体边缘切断腺体与周围相连的纤维组织,进入后间隙,沿一定顺序如外侧、外下、外上及内下再内上的顺序依次游离乳房边缘及乳房后间隙与胸大肌筋膜相连的纤维组织,遇到胸壁向乳房的穿支血管大多数可直接以混切混凝的方式直接切断,但对于胸骨旁的穿支血管尤其是第 2 肋间胸骨旁的较大穿支可用双极电凝先凝闭后切断或直接用超声刀切断,以减少术中或术后出血。后间隙游离完成 1/3 后即可切断乳头乳晕下方的纤维组织和乳头后方的大导管。

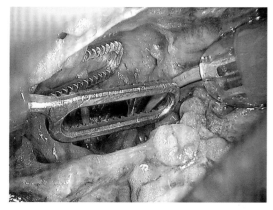

图 8-13　主副操作器械经 trocar 置入并在镜头前方的乳房外侧象限皮下间隙会师

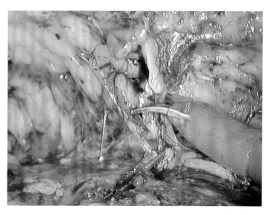

图 8-14　皮下间隙内的 Cooper 韧带用电剪直接剪断

皮下腺体切除的手术常常是为了进行一期假体置入乳房重建,因此在乳房后间隙游离过程中,在保证肿瘤切除彻底性的同时,尽量保留胸大肌前方的筋膜及其附着的脂肪组织(图8-15),在乳房皮下间隙游离过程中尽量保留皮下脂肪组织,以维持足够的皮瓣厚度。乳晕后方也要尽可能保留足量的脂肪组织,但乳头后方的腺体要尽量彻底切除,并送术中冷冻病理检查,以确保乳头深方无癌残留。腺体切除完成后检查术野有无活动性出血并彻底止血。

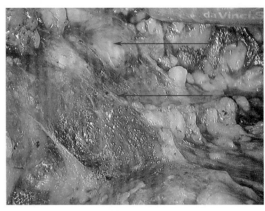

图 8-15　在腺体切除过程中尽量保留胸大肌前方的筋膜组织(蓝色箭头指腺体组织,红色箭头为胸大肌前方的筋膜组织)

(五) 取出标本冲洗术野

腺体切除完成后,拆除机械臂,拔出所有 trocar。延长腋窝切口至 5cm,经腋窝切口取出腺体标本和先前切除的腋窝淋巴脂肪组织。如果腺体组织体积较大无法一次性取出,可用刀片或剪刀沿腺体无瘤区域修剪成适合切口长度的条形组织以方便标本取出。腺体组织取出后精确称重以备选择型号合适外形相称的假体。大量蒸馏水冲洗术野,洗净术野内的脂肪或组织颗粒,镜下检查术野无活动性出血后进入乳房重建程序。

(六) 游离胸大小肌间隙置入假体

术者及台上所有人员更换无菌手套,再次用聚维酮碘消毒切口周围区域,铺无菌巾。拉钩牵开腋窝切口,显露胸大小肌外上缘,锐性分开胸大小肌外上缘之间的筋膜组织,进入胸大肌后间隙。用胸大肌剥离器钝性分离胸大肌在肋缘的附着点直至乳房下皱襞下缘2cm处,外侧至乳房边缘,内侧至胸骨旁 1.5cm。镜下检查胸大小肌间隙,必要时用超声刀或电凝钩切断无法钝性分离的胸大肌附着点,充分游离胸大小肌间隙,避免遗留横行的束带以免形成假体的双球畸形。分离胸大小肌间隙的过程中,应尽量保持胸大肌及筋膜的连续性,避免撕裂胸大肌前方的筋膜从而导致胸大肌及其筋膜的较大缺损,使假体前方尽量有较为完整的自体组织覆盖。如不慎出现较大范围的组织缺损时需使用生物补片或自体组织如背阔肌瓣修复。

术中假体型号的选择对术后乳房外形至关重要(详见"腔镜乳房皮下腺体切除术联合假体置入乳房再造术"一章)。经腋窝切口将选好的假体置入胸大肌后间隙,调整假体的前后方向,如是自然型假体还需调整假体的上下方向,必要时调整手术床至半卧位,调整重建乳房的乳头位置与对侧尽可能对称。置入的假体在胸大肌后间隙内能充分展开,如有较多的皱褶,说明胸大肌后间隙分离不足,需再次充分游离。如术后需要进行乳房皮肤的放疗,则需要暂时放入扩张器,待放疗结束后 6 个月、乳房表面皮肤红肿褪去后,再进行假体置换。术后半年如重建乳房的位置、大小不合适或局部有凹陷者可通过手术调整或局部脂肪注射进一步改善外观。

(七) 放置引流、关闭切口、加压包扎

4-0 可吸收缝线缝合关闭胸大外缘与前锯肌筋膜,于腋窝放置带侧孔硅胶引流管 1 根经乳房外下缘 trocar 切口引出并固定于皮肤,腋窝切口缝合皮下层后缝合皮肤切口或直接用

医用胶水粘合切口。可吸收线或丝线关闭其他 trocar 切口。加压包扎腋窝及乳房四周。

五、操作要点与难点

机器人手术的难点包括建立操作空间、术中解剖标志的辨认及腋静脉周围的血管处理。这些难点可以通过不断学习熟练后逐渐克服。学习曲线一般需要 10 例以上的操作经验积累才能进入较为稳定的状态。由于术中操作过程中机器人手术医师不洗手上台，高度依赖助手的密切配合。助手对手术程序的熟悉程度和术中配合的熟练程度直接关系到手术能否顺利实施。在手术中对解剖标志的辨认也需要助手结合体表定位及时提醒术者或按术者要求确定手术部位的体表定位，因此需要助手除了熟悉机器人设备的使用程序和简单的故障排除方法外尚需要对手术部位的解剖非常熟悉并专心负责。此外术中需要助手及时进行更换器械并协助完成吸引冲洗甚至止血等操作，才能使手术顺利进行，因此台上助手最好能有一定的腔镜下空间定位和操作的基础。

此外，由于假体为异物，一旦出现感染就可能需要取出，导致重建手术失败，因此手术过程中需台上所有人员在每个环节严格执行无菌操作程序。进行胸大小肌间隙分离和假体置入时需要更换手套，再次铺术野周围的无菌巾并更换手术器械。

六、围术期处理及注意事项

预防性使用广谱抗生素以降低感染几率。术后每日观察引流液颜色及流量，检查假体周围有无积液并及时手动向引流管周围排出以避免皮下间隙积液。术后 3 天更换伤口敷料，检查腋窝有无积液，必要时调整引流管位置以充分引流。当引流量少于每日 15ml 且颜色淡黄即可拔出引流管。拔管后第 2 天需手动排出原引流管遂道内残留的液体，如仍有较多引流液，可再次置入引流管。一般术后 5~7 天即可拔管。术后 7 天可去掉伤口敷料，但假体上缘需加压包扎 14 天以上，以防假体向上移位。

（范林军　姜军）

参考文献

1. CHEN C C，FALCONE T.Robotic gynecologic surgery：past，present，and future［J］.Clin Obstet Gynecol，2009，52（3）：335-343.

2. CAMARILLO D B，KRUMMEL T M，SALISBURY J K Jr.Robotic technology in surgery：past，present，and future［J］.Am J Surg，2004，188（4A Suppl）：2S-15S.

3. PUGIN F，BUCHER P，MOREL P.History of robotic surgery：from AESOP® and ZEUS® to da Vinci®［J］.J Visc Surg，2011，148（5 Suppl）：e3-e8.

4. ABBOU C C，HOZNEK A，SALOMON L，et al.［Remote laparoscopic radical prostatectomy carried out with a robot.Report of a case］［J］.Prog Urol，2000，10（4）：520-523.

5. NG A T，TAM P C.Current status of robot-assisted surgery［J］.Hong Kong Med J，2014，20（3）：241-250.

6. TOESCA A，PERADZE N，GALIMBERTI V，et al.Robotic Nipple-sparing Mastectomy and Immediate Breast Reconstruction With Implant：First Report of Surgical Technique［J］.Ann Surg，2017，266（2）：e28-e30.

7. 范林军,姜军 . 全腔镜乳腺癌改良根治手术技术［J］. 中华乳腺病杂志（电子版），2010（1）：17-26.

09 第九章

腔镜背阔肌乳房重建手术

一、概述

背阔肌瓣用于重建外科起源于 1906 年,但直到 1977 年才用于乳房重建[1,2]。目前可与假体置入联合用于较大乳房的重建或单纯以背阔肌瓣补充乳房局部扩大切除后的局部缺损。传统获取背阔肌的方法是在腋窝或背部取较长的切口,并切除背部一定范围的皮肤以增加组织量或弥补受区的皮肤缺损,但术后供区的瘢痕影响外观,背部较高的积液发生率增加住院时间延缓患者术后恢复。对不需要皮肤而仅需要背阔肌或其表面脂肪组织者,可以通过腔镜技术完成背阔肌的获取。不仅免除了背部丑陋的切口,也可以减少供区积液的发生。

由于背阔肌分布的背部弧形轮廓,长而直的腔镜手术器械难于到达背阔肌边缘部位,不仅增加了手术难度,同时手术范围有限也影响了获取肌瓣的组织量[3-6]。机器人手术器械特有的内关节设计能够克服传统腔镜长直器械不能弯曲的缺点,利于复杂精细操作,在背阔肌切取手术过程中能够绕过背部弧形轮廓到达背阔肌的边缘附着点操作,并获得更大的组织量而不需在背部另外切口。美国学者 Selber JC 首先于 2012 年报道采用充气法机器人辅助带蒂背阔肌瓣切取手术用于一期假体置入乳房重建[7]。此后韩国学者 Chung JH[8]于 2015年报道了经腋窝采用特制长拉钩进行皮肤牵拉建立操作空间,首创免除注气法进行机器人辅助带蒂背阔肌瓣切取手术并用于乳房重建和先天性胸肌缺损患者。作者认为悬吊法经腋窝机器人手术与充气法一样均可安全有效地切取大范围的背阔肌瓣,比开放手术具有更好的美观优势,与传统腔镜手术相比,在技术上更容易操作,切取的组织量更大。陆军军医大学第一附属医院(重庆西南医院)乳腺外科自 2010 年至今开展腔镜以及机器人辅助背阔肌切取联合假体置入用于一期或二期乳房重建以来,积累了一定的经验,现结合文献报道,对这一式式进行介绍。暂时未配备达芬奇机器人的中心,也同样可以使用常规腔镜器材完成腔镜背阔肌手术;另外,除本章介绍的方法外,仅通过腋窝的单孔,同样可以完成单孔法腔镜背阔肌的获取。

二、手术适应证和禁忌证

(一)手术适应证

乳腺癌或其他乳房肿瘤切除乳房后需一期重建者或因各种疾病导致乳房切除需二期重建者:①患者不适合或不愿意选择单纯的自体组织如腹直肌皮瓣乳房重建者;②乳房较大,单用假体不能获得足够的乳房容量,或假体置入后胸大肌及其筋膜不足以完全覆盖假体;③患者术后放疗需先放置扩张器,放疗后进行假体置换者;④乳房局部扩大切除后局部缺损较大,靠周围腺体组织转移或其他方法无法得到足够的乳房容量可采用背阔肌瓣恢复乳房体积,改善保乳手术后的外观。

(二)手术禁忌证

①重度肥胖者,如体质指数超过 35;②糖尿病患者;③预计复发风险较高的乳腺癌患者;④凝血功能障碍,或患有严重心肺等重要脏器疾病预计不能耐受较长时间手术者。

三、术前准备

(一)麻醉与体位

气管插管全麻。患者采用半俯卧位,患侧上肢放在托架上妥善固定。如为一期重建,需在平卧位下先行保留乳头乳晕和皮肤的腺体切除,然后转半俯卧位进行背阔肌瓣切取,最后再转为平卧位完成假体置入、背阔肌瓣转移乳房重建。

(二)体表标记背阔肌范围和切口位置

如果是一期乳房重建患者需先完成乳房原发灶的根治性手术,暂时关闭切口后变换体位进入背阔肌切取程序。

术前结合肌肉的运动标记斜向髂嵴的背阔肌前缘,沿背阔肌腋窝起始部经肩胛下角下方至脊椎棘突旁标记背阔肌上缘,于棘突旁约 4cm 处垂直向下标记其后缘,同时标记 trocar 放置的切口位置。腋窝切口(A)可选用沿腋横纹切口或腋后线的纵向切口,在切取背阔肌前可用于腋窝前哨淋巴结活检或腋窝淋巴结清扫术;同时腋窝切口的长度和位置要有利于在直视下游离背阔肌前缘足够长度,一是为镜下操作找到重要解剖标志,二是为操作器械在镜头前方会师提供足够的空间。第二个切口(B)选在位于背阔肌前缘 3~5cm 处,腋窝切口下方约 8cm 处,大约在乳房下皱襞水平;第三个切口(C)位于第二个切口下方约 8cm,背阔肌前缘 3~5cm 处,大约在肚脐水平(图 9-1)。机器人辅助手术与腔镜手术一样至少需要 3 个切口,放置 3 个 trocar,用作 1 个观察孔和 2 个操作孔。

四、手术步骤

(一)充气法机器人辅助背阔肌切取方法

1. 切口选择和 trocar 放置　患者转换成半俯卧位。常规消毒铺巾后采用腋窝纵向切口切开皮肤和皮下组织,开放下完成背阔肌前缘的游离及胸背神经血管的辨认和保护。游离范围需尽量扩大至 B 切口周围。B 切口处切开皮肤皮下约 2cm,经 B 切口采用锐性或钝性分离的方法与 A 切口连通。C 切口长度约 1cm,C 切口与 B 切口预定的器械会师点之间的遂道区域可先皮下注射 1:20 万的肾上腺素盐水利于主操作器械与副操作器械在镜头前方会师。临时部分缝合关闭腋窝切口（A 切口），B 切口置入 12mm 镜头 trocar，A、C 切口分别置入 8mm 的操作 trocar（图 9-2）。充入 CO_2，充气压力维持在 8~12mmHg 以建立充分的操作空间。

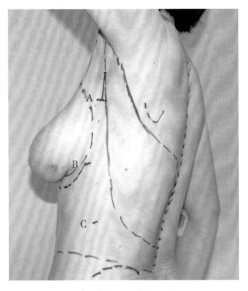

图 9-1　手术切口

A. 腋窝切口；B. 位于背阔肌前缘 3~5cm 处，腋窝切口下方约 8cm 处，大约在乳房下皱襞水平；C. 位于 B 切口下方约 8cm，背阔肌前缘 3~5cm 处，大约在肚脐水平

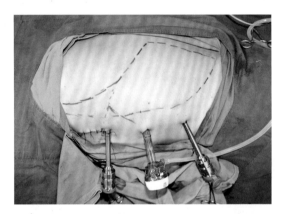

图 9-2　临时部分缝合关闭腋窝切口（A 切口），B 切口置入 12mm 镜头 trocar，A、C 切口分别置入 8mm 的操作 trocar

2. 机器人辅助下背阔肌瓣切取程序　Trocar 放置并固定于皮肤后，将机械臂系统从患者背侧面推入，将机械臂与 trocar 相连接（图 9-3）。置入镜头、双极窗式抓钳和电凝钩或单极电剪。

游离背阔肌可先从背阔肌浅面开始，至体表标记范围边缘后再切断附着点，沿深层筋膜间隙游离；也可先游离背阔肌深面（图 9-4），到达标记范围切断肌肉附着点后再游离肌肉浅面（图 9-5），Selber JC 认为先游离深面能够简化手术操作，而游离浅面可会导致深面游离时显露困难。

游离背阔肌深层过程中可能会遇到向肋间走行的穿支血管，较大的血管可先用钛夹夹闭后切断或双极电凝凝闭后切断。大部分区域仅需电剪或电凝钩直接切割游离。操作过程中需助手通过体表定位协助确定分离的边界。当背部的弧形轮廓影响视野和操作时，可整体适当抬高镜头臂和操作臂以方便操作，如果是 30° 镜斜面向下时受背部弧形轮廓的影响不明显。游离上缘越过肩胛下角时需留意辨认并小心保护胸背血管主干以免受损伤。

当背阔肌远端及四周边界完成游离后，即完成了肌瓣切取的整个操作。此时可拆除机器臂，拔出 trocar，拆除腋窝切口的缝线，将游离好的带蒂背阔肌瓣经腋窝切口取出（图 9-6）。

如背阔肌根部的血管蒂周围游离不完全,可在直视下经腋窝切口进行充分游离,必要时可切断肱骨附着处的部分肌腱以保证肌瓣有充分的游离度。背阔肌瓣可暂时转移至腋窝备用。镜下检查背阔肌原腔隙无活动性出血后,冲洗术野并放置引流管经较低的 trocar 口引出并固定。

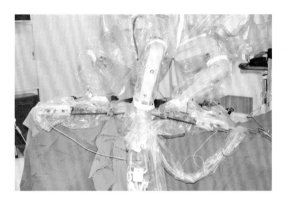

图 9-3　在患者背侧面,机械臂与 trocar 相连接

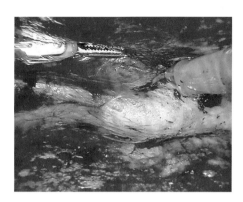

图 9-4　背阔肌深面

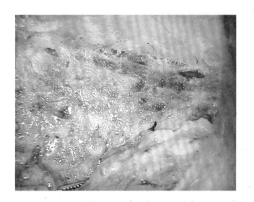

图 9-5　切断肌肉附着点后再游离肌肉浅面

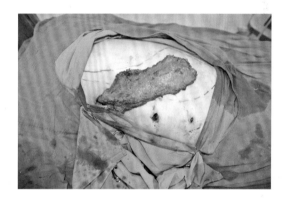

图 9-6　游离好的带蒂背阔肌瓣

(二)悬吊法机器人辅助背阔肌切取方法

切口标记、体位摆放、trocar 放置及机器人系统的入位与充气法类似。不同的是悬吊法需要经腋窝切口放置特制的长拉钩维持操作空间,术中不需临时关闭腋窝切口充气。术中采用吸引烟雾以维持镜头的清晰度。距腋窝切口及 trocar 入口较近处采用直视或腔镜辅助下完成背阔肌前缘及操作空间的游离,建立足够的操作空间后进入机器人操作程序。操作顺序同样是先游离背阔肌深面,再游离浅面。

(三)背阔肌瓣转移、假体置入和乳房重建

引流口包扎后将患者转换为平卧位,手术区域重新消毒铺巾。假体置入相应位置后将背阔肌瓣转移至乳房皮下间隙,直接将背阔肌远端缝合固定在胸大肌前方乳房下皱襞水平。如果是扩张器置换,且已做过胸壁放疗,扩张器表面的胸大肌可能已经纤维化,此时可将胸大肌组织从皮肤上分离,再将背阔肌远端及外侧缝合至乳房下皱襞水平的胸大肌表面,假体置入于缝合固定好的背阔肌后方或扩张器所在的原来腔隙。对于一期假体置入,背阔肌足

以覆盖假体,也可直接将假体植于胸大肌前方,而将背阔肌远端固定在乳房下缘以及外缘,以对侧乳房为参照,调整假体的位置,完成乳房重建。

五、操作要点和难点

1. 术前准确标记背阔肌的轮廓及切口的位置;

2. 术中直视下尽量完成背阔肌前缘和内侧缘大范围的游离,以利于镜下操作器械会师并为镜下操作准备充分的空间,同时要小心辨认和保护胸背动脉和静脉;

3. 助手在手术台旁要时刻注意术者的分离范围及机械臂之间有无相互干扰,必要时手动调整机械臂位置和角度;

4. 先游离背阔肌深面再游离浅面有利于简化操作;

5. 该手术的难点主要是直视下建立操作空间时可能会因为显露不好有一定难度,但直视下分离范围越大,镜下操作空间越大,手术就越容易;

6. 背阔肌切取虽然可以重建完美的乳房外观,但背阔肌切取后会部分影响上肢功能,因此不适合体力劳动者或上肢需经常有类似滑雪时后推动作的患者;

7. 机器人手术费用比开放手术及腔镜手术明显增加;

8. 术中变换体位增加麻醉时间,整个手术时间较长。

(范林军　姜　军)

参考文献

1. TANSINI I.Sopra il mio muovo processo di amputazione dellamammella[J].Gazz Med Ital,1906,67:141-142.

2. SCHNEIDER W J,JR H H,BROWN R G.Latissimus dorsi myocutaneous flap for breast reconstruction[J]. Br J Plast Surg,1977,30(4):277-281.

3. POMEL C,MISSANA M C,LASSER P.[Endoscopic harvesting of the latissimus dorsi flap in breast reconstructive surgery.Feasibility study and review of the literature][J].Ann Chir,2002,127(5):337-342.

4. LIN C H,WEI F C,LEVIN L S,et al.Donor-site morbidity comparison between endoscopically assisted and traditional harvest of free latissimus dorsi muscle flap[J].Plast Reconstr Surg,1999,104(4):1070-1077; quiz 1078.

5. MILLER M J,ROBB G L.Endoscopic technique for free flap harvesting[J].Clin Plast Surg,1995,22(4): 755-773.

6. FINE N A,ORGILL D P,PRIBAZ J J.Early clinical experience in endoscopic-assisted muscle flap harvest[J]. Ann Plast Surg,1994,33(5):465-469;discussion 469-472.

7. SELBER J C,BAUMANN D P,HOLSINGER F C.Robotic latissimus dorsi muscle harvest:a case series[J]. Plast Reconstr Surg,2012,129(6):1305-1312.

8. CHUNG J H,YOU H J,KIM H S,et al.A novel technique for robot assisted latissimus dorsi flap harvest[J]. J Plast Reconstr Aesthet Surg,2015,68(7):966-972.

10

第十章

腔镜前哨淋巴结活检术

一、概述

(一)前哨淋巴结的前世今生

前哨淋巴结(sentinel lymph node,SLN)是指原发肿瘤引流区域淋巴结中的一枚或数枚,是原发肿瘤发生淋巴转移必经的第一站淋巴结。前哨淋巴结的存在,说明原发肿瘤区域淋巴结的转移,是可以按预测的顺序经过淋巴管,首先转移至前哨淋巴结,再进一步转移至远端的淋巴结。前哨淋巴结作为有效的屏障,可以暂时阻止肿瘤细胞在淋巴结及淋巴管内的进一步扩散。如果前哨淋巴结无肿瘤转移,理论上,淋巴结引流区域中其他淋巴结就不会发生肿瘤的转移。

乳腺癌前哨淋巴结活检的开展,使临床医师有可能选择性地切除那些最有可能发生肿瘤转移的淋巴结,并根据前哨淋巴结的病理检查结果决定进一步的手术治疗方案,使前哨淋巴结阴性的乳腺癌患者避免了腋窝淋巴结的清扫,使乳腺癌手术范围缩减,进而减少了手术给患者带来的创伤,提高了患者术后的生活质量,缩短了手术的住院时间,也降低了医疗成本。

1977 年 Cabans 率先提出了前哨淋巴结的概念。1992 年 Mortan 等报道应用淋巴闪烁显像剂对黑色素瘤患者进行前哨淋巴结定位和活检。1993 年 Alex 等报道借助放射性核素,术中用伽马探测仪定位检测乳腺癌前哨淋巴结。1994 年 Guilian 报道了用染料作为示踪剂进行乳腺癌前哨淋巴结活检。

(二)前哨淋巴结活检的示踪剂

依据前哨淋巴结活检时所用示踪剂的不同,常见的乳腺癌前哨淋巴结活检包括以放射性核素作为示踪剂的前哨淋巴结活检,以蓝色染料作为示踪剂的前哨淋巴结活检,及同时应用放射性核素和蓝色染料作为示踪剂的前哨淋巴结活检三种活检方式。

放射性核素作为示踪剂,使外科医师在切开皮肤前就能使用伽马计数器在腋窝的相应部位找到"热点",手术时,在伽马计数器的指引下,能直接找到前哨淋巴结,避免对其他组织的过多分离。该方法相对易学,放射性核素在前哨淋巴结的滞留时间相应较长,便于手术安排,无染料给患者造成的"文身"现象。

染料作为示踪剂可使医患双方避免放射性沾染,染料显像时间快,不需要伽马计数器,医疗成本低,也有报道同时用染料和放射性核素作为示踪剂活检,效果更好。常用的染料示踪剂有1%淋巴蓝和0.75%专利蓝。由于药物的市场准入问题,国内最为常用的染料是1%的亚甲蓝。在积累一定经验的情况下,其活检成功率与其他示踪方法类似,染料一般注射于肿瘤周围的乳腺实质内、肿瘤表面皮下或乳晕皮内。注射时间为进行皮肤消毒前,注射示踪剂后,可立即局部皮肤按摩。

通过染色可以快速定位观察到前哨淋巴结,减少在腋窝脂肪组织中的寻找。手术切口隐蔽,美容效果极佳。更容易地保留肋间臂神经,减少术后并发症。淋巴结数目较开放手术高。

(三)腔镜前哨淋巴结活检术

近年来,陆续出现了纳米碳示踪剂、荧光示踪剂和磁性颗粒示踪剂,有些已经在临床应用中取得了较好的效果。有研究表明,联合示踪的成功率、假阳性率均优于单一示踪。

传统的SLNB需要在腋窝进行一个长3~5cm的切口,这个切口对于未来仅行保乳手术而无需腋窝淋巴结清扫术的患者,是一个额外的新增切口;对行乳房全切术或改良根治术者,原本不需超过腋前线的切口,也不得不由于SLNB的切口而被延伸超过腋中线,更大程度破坏了术后的外观。此外,传统的SLNB中仍有一部分患者存在肋间臂神经的损伤,进而出现上肢的感觉异常和疼痛[1-3]。由此可见,需要进一步改善SLNB后的美容效果、降低该手术对上肢感觉的影响。腔镜手术技术由于其切口短小隐蔽、术后恢复迅速等优势,已经广泛应用于外科的各个领域,在乳腺癌的治疗中也已崭露头角。

本中心对行前哨淋巴结活检术的59例患者资料进行分析,其中以腔镜方法完成者27例,行传统开放手术32例。对两种术式的淋巴结检出率、检出数目、术后美容效果评分和术后并发症进行比较。结果显示,腔镜组前哨淋巴结检出率(100%)高于开放组(96.88%),但差异无统计学意义($P=0.246$)。腔镜组前哨淋巴结平均检出数为(4.59 ± 0.84)个,显著高于开放组的(2.19 ± 1.04)个,差异有统计学意义($P<0.001$)。两组均无腋窝局部复发病例。腔镜组对手术美容效果感觉"非常满意"者比率(100%)明显高于开放组(53.13%),差异有统计学意义($P<0.001$)。术后并发症:腔镜组术后上肢感觉异常发生率(3.70%)明显低于开放组(12.50%),差异有统计学意义($P=0.040$)。腔镜组平均手术时间[(49.78 ± 7.32)min]长于开放组[(31.53 ± 6.09)min],差异有统计学意义($P<0.001$)[4]。提示利用腔镜进行前哨淋巴结活检,与传统开放手术相比,前者淋巴结检出率更高,同时可以更完整地保留上肢感觉和更好地保持美观的外形。

二、手术适应证与禁忌证

乳腺癌前哨淋巴结活检适用于术前经空芯针穿刺活检明确诊断为乳腺癌,但临床体检腋淋巴结阴性的乳腺癌患者。

本中心最常使用腔镜前哨淋巴结活检术的情况是,当准备进行腔镜乳房皮下腺体切除术+乳房重建术时,利用乳房手术的单孔或戳孔,完成腔镜前哨淋巴结活检术。如果前哨淋巴结没有转移,则不再进行腋窝淋巴结清扫术;若发现存在前哨淋巴结转移,则继续利用前哨淋巴结转移的单孔或戳孔,完成后续的腋窝淋巴结清扫术(请参照相应章节)。

下述情况不适宜行淋巴结活检:①炎性乳腺癌;②患侧乳腺或腋窝已接受过放疗;③患侧腋窝淋巴结已行活检;④乳腺原位癌与行保乳治疗者;⑤妊娠哺乳期乳腺癌;⑥示踪剂过敏。

三、术前准备

患者均采用气管插管全身复合麻醉,取平卧,患侧上肢外展90°,患侧肩部应用肩垫垫高。患侧上肢包裹无菌巾后外展90°,调整手术床使手术侧抬高15°(图10-1)。

四、手术步骤

(一)前哨淋巴结体表定位及示踪剂的注射

前哨淋巴结体表定位:笔者经验为胸大肌外侧缘和乳房外上边缘夹角处的背侧1cm处。

笔者所在单位使用的是亚甲蓝和纳米碳联合示踪。于麻醉成功后、手术消毒前,注射示踪剂,取乳晕边缘0点、3点、6点、9点4个位置中的2~4个点位皮内注射亚甲蓝及纳米碳。每个注射点注射剂量不超过0.5ml,注射完示踪剂后可进行皮肤按摩。注意,如果同时进行腔镜乳房皮下腺体切除术,为防止乳头乳晕坏死,只能在乳晕下缘和外缘,注射两点,而不可以注射四个点。本中心还采取荧光示踪剂吲哚菁绿(indocyanine green,ICG)经过10倍稀释,取ICG 1ml分别在不同点位注射,通过免疫荧光镜下示踪前哨淋巴结,可以在有时染料法未能看到深染的淋巴管而只见到淋巴结时,帮助确认见到的淋巴结确实为第一个前哨淋巴结。

(二)操作空间建立

1. 溶脂液配制 与整形外科所应用的溶脂液配制方法相同,即250ml生理盐水+250ml灭菌注射用水+2%利多卡因20ml+0.1%肾上腺素1ml。

2. 溶脂液注射 由浅入深在标记的腋窝范围注入溶脂液,可采用之前所述顶端圆钝的溶脂针进行腋窝前哨淋巴结范围溶脂液的注射,注射溶脂液总量约100ml。20分钟后采用单侧带侧孔的吸脂器进行腋窝吸脂(图10-2)。

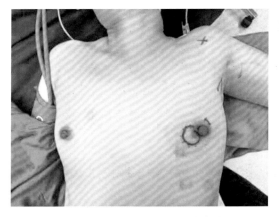

图10-1 腔镜前哨淋巴结活检术体位

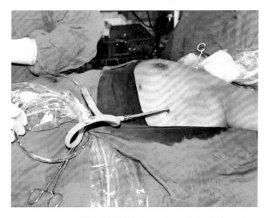

图10-2 用单侧带侧孔的吸脂器进行腋窝吸脂

（三）腔镜前哨淋巴结活检术

三孔法时,于腋窝、乳头下方腋中线和乳腺边缘腋前线分别置入 5mm、10mm 和 5mm trocar。

腋前线 trocar 用于置入腔镜观察和留置本次手术的引流管,两个 5mm 戳孔用于切取前哨淋巴结的操作。充入 CO_2,维持压力 8~10mmHg（1mmHg＝0.133kPa）,从而建立手术所需空间。

在单孔法腔镜前哨淋巴结活检术 + 腔镜 NSM 联合假体置入乳房重建术时,利用单孔腔镜手术套装,在乳头水平的侧胸壁的单孔切口处置入腔镜手术器械,完成前哨淋巴结活检术。溶脂后的腋窝腔隙可以清晰地看到在纤维索条之间,深染的淋巴管和与之相连的前哨淋巴结（图 10-3）。有时未能看到深染的淋巴管而仅见到深染的淋巴结,此时需要向其内侧探查,以防遗漏真正的前哨淋巴结。使用电钩离断淋巴管及前哨淋巴结周围纤维结缔组织,就可以整块切除前哨淋巴结。使用标本取出袋将标本移出体外。在不慎吸脂过深时,会见到肋间臂神经,需要注意保护,并且可以将肋间臂神经作为寻找前哨淋巴结的指引,因为后者常紧邻肋间臂神经的头侧。

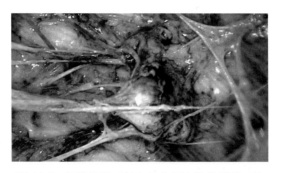

图 10-3 深染的淋巴管和与之相连的前哨淋巴结

由于注射的溶脂液会在术后第一天析出,需留置负压引流管。

五、操作要点及难点

手术操作过程中的溶脂和吸脂是非常重要的操作步骤。注意前哨淋巴结最常存在的层次为筛状筋膜的深方与喙锁胸肌筋膜浅层之间的间隙内。所以溶脂和吸脂时应该准确地进入这个层次,太浅则错误地进入了皮下或副乳手术所在的层次,容易致腋窝皮瓣坏死;过深则进入了腋窝,不仅会增加肋间臂神经损伤的风险,且在不需要腋窝淋巴结清扫的患者,会不必要地破坏腋窝的结构。

六、术后处理及注意事项

术后 1~3 天引流液清亮且少于 20ml,可拔除引流管。术后美容效果好（图 10-4）。

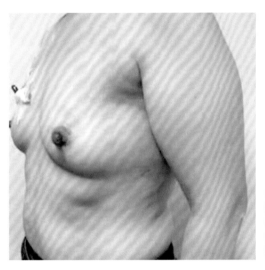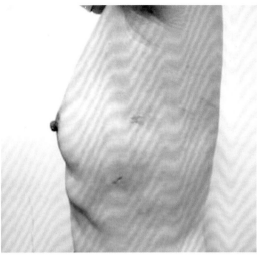

图 10-4　术后 3 个月效果

（高银光　葛智成　屈　翔）

参考文献

1. LUCCI A,MCCALL L M,BEITSCH P D,et al.Surgical complications associated with sentinel lymph node dissection（SLND）plus axillary lymph node dissection compared with SLND alone in the American College of Surgeons Oncology Group Trial Z0011［J］.J Clin Oncol,2007,25（24）:3657-3663.
2. RIETMAN J S,GEERTZEN J H,HOEKSTRA H J,et al.Long term treatment related upper limb morbidity and quality of life after sentinel lymph node biopsy for stage I or II breast cancer［J］.Eur J Surg Oncol,2006, 32（2）:148-152.
3. LIU C Q,GUO Y,SHI J Y,et al.Late morbidity associated with a tumour-negative sentinel lymph node biopsy in primary breast cancer patients:a systematic review［J］.Eur J Cancer,2009,45（9）:1560-1568.
4. 王子函,王岳月,滕长胜,等 . 乳腺癌新辅助化疗前腔镜前哨淋巴结活检术的临床应用[J]. 临床和实验医学杂志,2016,15(11):1108-1111.

第十一章

机器人辅助腔镜内乳淋巴结清扫术

一、概述

内乳淋巴链是乳腺癌淋巴引流的重要组成部分,占乳腺癌所有区域淋巴引流的25%。内乳淋巴结转移与腋窝淋巴结转移对乳腺癌的预后同样有重要影响。腋窝淋巴结转移的患者中有28%~52%可能会出现内乳淋巴结转移,而无腋窝淋巴结转移的患者出现内乳淋巴结转移的机会也有5%~17%[1,2]。既往对内乳淋巴结的处理方法是扩大根治手术。但由于扩大根治术需切除第2~4肋软骨,手术创伤较大,而且进行扩大根治的患者并未能从手术范围的扩大中增加获益,因此扩大根治术已很少应用。

目前内乳淋巴链的处理主要方法是对于该区域淋巴结转移风险较大的患者进行术后内乳区的放疗以降低术后内乳区复发的机会。这种方法可能会导致内乳区无转移患者的过度治疗。胸骨旁内乳区的放疗则可能会出现放射性肺炎及放射性心脏损伤,尤其是左侧胸骨旁的放疗出现心脏放射性损伤的机会更多[3-5]。

在个体化及精准医学时代,如何准确了解内乳淋巴结状态从而给予患者精准辅助治疗成为一项重要课题。有学者采用经肋间活检的办法以了解内乳区淋巴结状态,对于有阳性结果的患者显然有助于术后的准确分期和治疗,然而位于肋骨后的淋巴结可能会漏检从而可能会导致分期不准确[5-7]。

腔镜内乳淋巴结活检术,可以在不打断肋骨的情况下,以最小的创伤,完成这一手术。对于有内乳淋巴结活检需求的患者,是最适合的选择。

陆军军医大学第一附属医院(重庆西南医院)乳腺中心曾尝试进行腔镜下内乳淋巴链切除的临床研究[8,9],考虑到纵隔的阻挡或弧形轮廓的影响,手术仍然具有一定困难。

机器人手术技术在外科的应用,提高了外科医师的技术水平,从而可能改善外科手术的疗效。机器人手术设备特有的内关节器械以及高清3D视野可以易化手术操作,提高手术精度,甚至扩大手术适应证。陆军军医大学第一附属医院(重庆西南医院)乳腺外科将机器人手术技术用于乳腺癌内乳淋巴链切除,成功解决了内乳淋巴链切除手术的一些技术难题,尤其是克服了一般腔镜手术在左侧操作困难的不利因素,在不明显增加手术创伤的前提下准确了解内乳淋巴结的状态,切除的内乳淋巴结数量甚至可达到9~10枚,高于一般文献的3~7枚的报道[10]。因此机器人内乳淋巴链切除术比经肋间活检及传统腔镜内乳淋巴结切除具有明显优势,值得进一步研究和总结。本章将借助机器人手术来介绍腔镜内乳淋巴结活检术的要点,在不具备达芬奇机器人的中心,同样可以利用常规腔镜器械完成本手术。

二、手术适应证和禁忌证

(一) 手术适应证

内乳淋巴结转移可能性较大或已明确内乳区有淋巴结转移的可手术乳腺癌,可考虑进行机器人内乳淋巴链切除术,具体包括:①肿瘤位于中央区或内侧象限;②腋窝有融合固定或较多的淋巴结转移;③肿瘤侵及皮肤或胸壁肌肉;④经肋间活检有明确内乳淋巴结转移者;⑤影像学检查高度怀疑内乳淋巴结转移者。

(二) 手术禁忌证

①有远处转移;②有严重心肺疾患,不能耐受单肺通气者;③曾做过患侧肺手术或患过胸膜化脓性炎症,估计胸膜有严重粘连者;④有凝血功能障碍者;⑤左侧患者做过开胸心脏手术者。

三、术前准备

(一) 麻醉与体位

患者取仰卧位,患侧垫高15°~30°。或直接选用半侧卧位。气管插管全麻,因术中需要单肺通气,因此需插双腔气管插管,手术进胸腔前开始夹闭患侧的气管插管,行单肺通气,使患侧肺完全萎陷。

(二) 手术入路

手术入路选择原则:①切口不可过低,以免伤及腹腔内器官;②切口间不可相距太近以免机械臂间互相碰撞,原则上每两个trocar间距要大于8cm;③三个切口呈三角形分布,一般做3个1~2cm长的小切口,将放置镜头的trocar切口选在腋中线至腋后线的第4~6肋间,

先进镜探查手术部位,确定通过观察孔能不受限制地观察到胸骨旁第1~6肋间,再确定另外两个trocar入口的位置,可在腋中线到腋后线间的第3~7肋间选择(图11-1)。放置trocar及器械的过程中要小心避开心包及未能完全萎陷肺叶,且在镜头监视下进行。

四、手术步骤

将机器人手术设备的机械臂系统从对侧推入,镜头臂主轴与观察孔trocar方向一致。连接机械臂与trocar,置入机器人专用30°镜头和操作器械(图11-2)。调整镜头方向,镜头

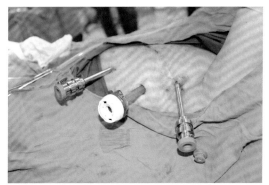

图11-1 在腋中线到腋后线间的第3~7肋间选择切口并置入trocar,切口间距8cm以上,呈三角形分布

监视下置入操作器械,如双极抓钳、电凝钩或超声刀。术中需常规放置腔镜下专用纱条协助术中止血操作,术中出血较多时需另增加一个 trocar 以吸引器吸引协助完成止血操作。

具体手术程序如下:

1. 首先探查胸膜有无明显转移灶,然后从内乳血管的起始部至内乳血管的远心端(胸骨旁第 4~6 肋间)探查有无明显粘连。如果发现胸膜有多发转移灶或内乳血管周围有无法彻底切除的转移灶则属于晚期,此时再行内乳淋巴链完整切除可能会难度较大或无必要性,仅行病灶活检明确诊断或姑息切除。

2. 先于内乳血管根部旁开 1~2cm 处纵行切开壁层胸膜 1cm 以上,再切开内乳血管前方的胸膜,有时内乳血管前方有肋间最内肌覆盖,需一并切开,分别游离内乳动脉和内乳静脉(图 11-3),有时可能会有 2 根内乳静脉。用可吸收夹夹闭后切断或直接采用超声刀分别切断内乳动脉和静脉。

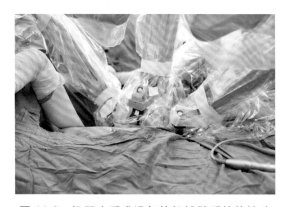

图 11-2　机器人手术设备的机械臂系统的镜头臂主轴与观察孔 trocar 方向一致。连接机械臂与 trocar,置入 30° 镜头和操作器械

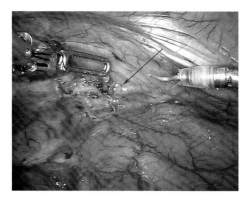

图 11-3　于内乳血管的起始部,在锁骨下动静脉分出约 2cm 处分别游离内乳动脉(红色箭头)和静脉(蓝色箭头)

3. 同以上方法切断内乳血管的远心端(第 4~6 肋间)。具体位置需结合体表定位确定。如病灶位于内上象限,切除范围至第 4 肋间已足够;如第 4 肋间以下的内乳区有明确的转移灶、原发病灶较大、腋窝淋巴结转移较多、病灶位于中央区或内下象限可考虑扩大切除范围至第 5 肋间以下。

4. 沿内乳血管旁 2cm 处纵行切开壁层胸膜,自上而下或以相反方向切除内乳血管及其两旁的脂肪淋巴组织(图 11-4),其前方覆盖的肋间最内肌需一并切除。此过程中需注意,内乳血管的多个肋间穿支需用双极电凝或超声刀凝闭,由于其走行较短且易于向胸壁回缩,如处理不慎极易出血,因此在切开胸膜并处理完内乳血管的两端后可直接使用超声刀

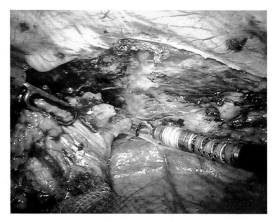

图 11-4　沿内乳血管旁开 2cm 处纵行切开壁层胸膜,自上而下或以相反方向切除内乳血管及其两旁的脂肪淋巴组织

操作。内乳区切除的内侧界为纵隔胸膜与胸骨后胸膜返折处。

5. 标本取出 将其中一个操作孔拆除机器臂换成直径 12mm 以上的 trocar,将切除的标本经此 trocar 直接取出或装入标本袋后取出。经 trocar 取标本需注意避免标本接触胸壁通道而完全经 trocar 取出。

6. 冲洗引流 大量蒸馏水冲洗术野,检查手术部位无活动性出血后,经较低 trocar 入口置引流管 1 根放入胸腔术野附近,经皮肤切口引出并固定,外口妥善连接水封瓶。

视频 6 机器人辅助左侧内乳淋巴链切除术

五、操作要点与难点

1. 手术的关键是选择利于操作的 trocar 位置,靠腋前线或太靠上臂如第 2 肋间,会受上肢等影响而不利于手术顺利进行。

2. 由于心包主要位于左侧胸腔,因此左侧机器人内乳淋巴链切除的要难于右侧;放置 trocar 时要避开心包,放置器械时一定要在镜头监视下进行,以免损伤心脏及其他重要脏器。

3. 控制出血的关键是处理好内乳血管的远心端和近心端,需先充分游离后再结扎或直接用超声刀以低功率挡切断。同时肋间穿支血管处理不妥也极易引起出血,理想的情况是能提前识别预先凝闭或直接用超声刀切断。合理使用能量器械既能加快手术速度,又能减少术中出血,术后出血的机会也明显减少。

4. 切取的内乳淋巴链需经专人仔细找出内乳淋巴结计数并与内乳区脂肪淋巴组织一同送病理检查。

六、围术期处理及注意事项

1. 术前常规预防性应用广谱抗生素。由于多数情况下可能是先做乳腺癌改良根治或乳腺腺癌切除的其他术式,加上内乳区手术整个手术时间会超过 3 小时,因此术前需预防性应用抗生素,术后还需追加使用 1~2 天。如为术后发现的内乳区转移,手术仅为内乳区淋巴链切除,多数情况下手术时间仅为 2 小时,仅需术前预防性应用抗生素。

2. 术后需常规放置胸腔闭式引流,注意观察引流液的量和颜色,如短时间内有较多的血性引流液,预示可能有活动性出血,此时需密切观察,必要时及时行腔镜或机器人辅助再次进胸探查止血。

3. 胸腔闭式引流管内每日引流量少于 30ml,且颜色淡黄时即可拔管。拔管时嘱患者闭住气,收紧引流口的预留线,关闭引流口。

4. 术后化疗与手术的间隔时间应在 1 周以上,距术前化疗的间隔应在 3 周以上。

5. 术后病理结果提示有内乳区淋巴结转移者可考虑术后或化疗后 3 个月内加做放疗。

(范林军 姜 军)

参考文献

1. VERONESI U,CASCINELLI N,GRECO M,et al.Prognosis of breast cancer patients after mastectomy and dissection of internal mammary nodes［J］.Ann Surg,1985,202(6):702-707.

2. CODY H S 3rd,URBAN J A.Internal mammary node status:a major prognosticator in axillary node-negative breast cancer［J］.Ann Surg Oncol,1995,2(1):32-37.

3. LEUNG H W,CHAN A L,MUO C H.Late cardiac morbidity of adjuvant radiotherapy for early breast cancer-A population-based study［J］.J Cardiol,2016,67(6):567-571.

4. DARBY S C,EWERTZ M,MCGALE P,et al.Risk of ischemic heart disease in women after radiotherapy for breast cancer［J］.N Engl J Med,2013,368(11):987-998.

5. TAYLOR C W,MCGALE P,POVALL J M,et al.Estimating cardiac exposure from breast cancer radiotherapy in clinical practice［J］.Int J Radiat Oncol Biol Phys,2009,73(4):1061-1068.

6. CONG B B,QIU P F,WANG Y S.Internal mammary sentinel lymph node biopsy:minimally invasive staging and tailored internal mammary radiotherapy［J］.Ann Surg Oncol,2014,21(7):2119-2121.

7. CONG B B,CAO X S,QIU P F,et al.Internal mammary sentinel lymph node biopsy:An effective way to search benefit patients and guide internal mammary chain irradiation［J］.Breast,2017,33:204-205.

8. ASADI M,KRAG D.Internal mammary sentinel lymph node biopsy in clinical practice［J］.Int J Surg,2016,36(Pt A):332-334.

9. 杨新华,姜军,范林军,等.乳腺癌腔镜内乳淋巴结清扫的初步研究[J].第三军医大学学报,2007(17):1719-1720.

10. 贺青卿,杨新华,郭美琴,等.胸腔镜内乳淋巴链清扫术的临床研究[J].第三军医大学学报,2005(22):2290-2292.

12

第十二章

腔镜副乳切除术

一、概述

副乳（supernumerary breast）又称多乳腺症，为胚胎时期原始乳腺未退化或退化不全所导致的先天性乳腺发育异常疾病[1]。亚洲女性发病率高，在我国其发病率为1%~2%，并常伴有一定的遗传性[2]。

自胚胎发育第6周起，从腋窝至腹股沟连线（乳线）上，外胚层的上皮组织发生6~8对乳头状的局部增厚组织，即乳房始基。除了以第2~3肋的高度为上缘、第6~7肋的高度为下缘部位上的一堆表层细胞继续活跃增殖发育形成正常乳腺外，其余的乳腺始基均在出生前退化萎缩并消失。未退化或退化不全的乳房始基，则形成副乳。

副乳可发生在单侧或双侧。常见的部位在腋窝，亦可见于胸壁、腹部、腹股沟、大腿外侧，偶见于面颊、耳、颈、上肢、肩、臀、外阴等处。通常表现为直径1~6cm的肿块样隆起或膨出，柔软或呈腺体样柔韧，可有触痛和粘连（图12-1、图12-2）。本章以位于腋窝的副乳为例，阐述手术过程与技巧。

副乳根据发育程度可分为完全型和不完全型。前者包括腺体组织及乳头，同正常乳腺一样，受到雌孕激素或泌乳素的影响，可呈周期性变化，在月经期、妊娠期或哺乳期可出现胀痛，哺乳期可有乳汁分泌。不完全型仅有发育不全的乳腺组织，无乳头出现。

和正常乳腺组织一样，副乳也可发生副乳头溢血、副乳纤维腺瘤、副乳叶状肿瘤、副乳错构瘤甚至副乳腺癌等一系列病变，因此对于副乳疾病应该给予足够的重视。

传统手术常采用皮肤画线来进行副乳范围的体表定位。然而，无论是单纯触诊抑或结合彩超，都很难在体表准确区分副乳与周围正常组织的界限。即使在开放手术中，副乳与周围脂肪组织及深方非副乳组织，在直视下也没有明确的边界。传统的开放手术很容易超出副乳实际区域范围，或切除范围不足造成副乳腺体残留。另外，手术较大的切口所引发的瘢痕挛缩可能导致上肢活动障碍，也会造成相对明显的皮肤瘢痕，缝合后切口两端皮肤势必翘

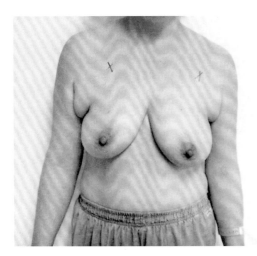

图 12-1 双侧副乳患者正面观

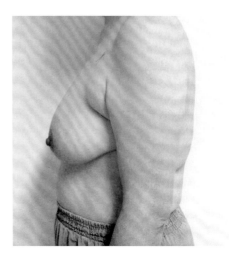

图 12-2 双侧副乳患者侧面观

起形成不同程度的"猫耳",外观方面往往违背患者手术治疗对外观追求的初衷[3]。

更容易被忽视的是,传统开放手术有损伤肋间臂神经的可能,Down 等报道,传统开放副乳手术所造成的肋间臂神经损伤、瘢痕形成造成的牵拉感、副乳残留、血清肿发生率高达39.3%[4]。这些并发症会导致术后发生腋窝、上臂内侧、肩胛部感觉异常、刺痛或灼痛,即肋间臂神经综合征(intercostobrachial nerve syndrome,ICBNS)[5]。研究显示,损伤肋间臂神经主干,则术后疼痛不可减轻或恢复,而保留肋间臂神经主干可明显减少术后感觉异常、疼痛等不适[6,7],而开放手术往往易损伤主干,造成术后疼痛的并发症。

因此,临床上迫切希望能找到一种损伤较小并且满足美学要求的手术方式来替代传统的开放手术。

二、手术适应证

目前对副乳的手术指征并无统一意见。临床上多数认为,对于体积较小、无症状、不影响美观的副乳可定期复查、暂时不做处理。有以下表现者则应考虑手术切除:①副乳体积较大,严重影响外观;②副乳内有明显硬结或肿物;③副乳患者自觉疼痛症状严重,影响生活质量;④诊断不清,不能除外其他恶性肿瘤。

理想的副乳手术应达到如下要求:①切口小且隐蔽,尽量降低对外观的影响;②副乳切除后,手术区域与腋窝要平滑过渡,既不能凸起也不能凹陷;③切除要彻底,无复发;④没有副损伤,特别是避免肋间臂神经的损伤。

三、术前准备

腔镜戳孔摆放位置的选取

在我们最初开展腔镜副乳手术时,是按照下面的方式选取戳孔的:选取腋前线乳房外缘处做一 12mm 的 A 孔,用以置入 30° 腔镜,另外两个 5mm 戳孔分布于腋中线(B 孔)和乳晕边缘（C 孔）。乳房边缘和乳晕边缘的戳孔瘢痕，在术后几乎不可见；腋中线的戳孔设计，则建议在患者佩戴文胸时确定，以便保证该戳孔能被文胸遮挡。在躯干比较宽阔的患者，乳晕边缘至腋窝的距离较长，建议在 C 孔使用长 trocar（图 12-3），确保器械的尖端可达到手术区域的同时减少皮下气肿的发生（图 12-4、图 12-5）。

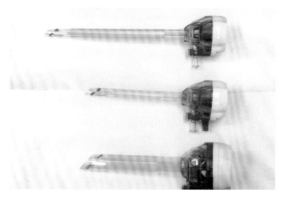

图 12-3 经乳晕切口放置的长 trocar 对比常规 trocar

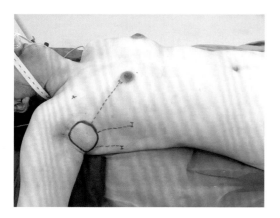

图 12-4 戳孔的位置选择（右侧观）

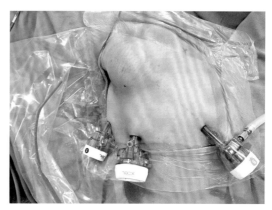

图 12-5 戳孔的位置选择（左侧观）

随着技术的改进，目前优化的戳孔选择：在患侧乳晕边缘分别行 12mm 及 5mm 戳孔，用以置入腔镜和分离钳；在乳房外缘腋前线、能被胸带遮挡处行 5mm 戳孔，用以置入电钩或腔镜组织剪进行分离。这种选取戳孔的方法，虽然经乳晕两个戳孔距离较近、有互相干扰的可能，但这两处戳孔均在乳晕边缘，术后的手术瘢痕会非常不明显，在乳晕外的区域只遗留一个 5mm 的戳孔瘢痕，可用于引流管的放置（图 12-6）。

四、手术步骤

（一）手术空间建立方法——溶脂联合充气法

手术操作空间采用溶脂、吸脂联合充气法建立。溶脂液的配制通常采用 0.45% 生理盐水 500ml+2% 利多卡因 20ml+0.1% 肾上腺素 1ml 混合而成。首先，在皮下即副乳浅层注入溶脂液,每侧 50~100ml。在浅层注射溶脂液时应避免张力过大,以免出现皮瓣坏死。随后在副乳腺组织深层注射溶脂液,每侧同样注射 50~100ml。溶脂针进入副乳深层,会有明显的落空感。此时应注意副乳腺的解剖层次在筛状筋膜浅层,不会深入腋窝,因此溶脂液注射时需注意层次较浅,不应突破筛状筋膜进入更深的层次。

溶脂后进行吸脂。通过 12mm 戳孔置入吸脂器并连接负压。同样在副乳的浅、深两层进行吸脂。注意浅层吸脂时侧孔一定要避免朝向皮肤,以免损伤腋窝菲薄的皮肤。深层吸脂时,也需要注意不可进入筛状筋膜深方的间隙,否则由于吸除了副乳腺深层的脂肪组织,术后腋窝会出现凹陷,影响术后外观。最初吸脂时,吸除的液体为黄色脂肪,这时还需要继续吸脂;当吸除的液体呈淡粉色时,标志着吸脂已经充分而完全,可以进行下一步操作。

吸脂结束后,行充气法建立操作所需腔隙。副乳的解剖区域在皮下,更容易发生皮下气肿,因此充入 CO_2 使压力维持在 6mmHg(1mmHg=0.133kPa)、流量设置为 6L/min,均低于平时腔镜乳腺手术的 8mmHg 气压(图 12-7)。

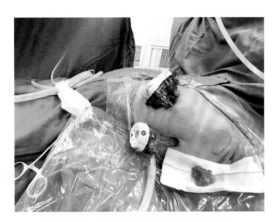

图 12-6　乳晕边缘放置戳孔及引流管

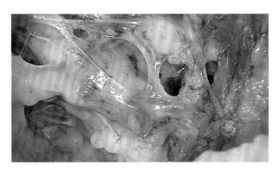

图 12-7　溶脂及吸脂后,充气法腔镜空间建立

（二）切除副乳组织

充分溶脂和吸脂后,副乳的边界清楚、解剖层次明晰。常见的问题是,吸脂后却无法在镜下看到置入的分离钳等器械,致使手术无法进行。主要原因是腔镜和器械进入的间隙过深,此时应调整腔镜和操作器械进入到紧邻皮下的较浅的腔隙,才可进入到副乳所在的间隙。随后,可用腔镜组织剪等冷兵器,将黄白交织的副乳腺体浅层、深层及周缘的纤维组织及韧带剪断,就可以完全游离副乳腺组织。如果怀疑某一处的纤维结缔组织中包含着细小的血管,可以使用通电的腔镜组织剪将其剪断。需要特别注意的是,副乳腺浅层与皮瓣的游离,尤其不可以使用电钩或能量器械,以免腋窝皮瓣损伤。

标本可利用甲状腺手术常用的标本取物袋从 12mm 戳孔完整取出。

（三）放置引流、加压包扎

术后从腋前线戳孔放置负压引流(图 12-8),缝合戳孔,加压包扎固定。副乳区域应以一个较小的纱球加强压迫,并在 2~3 天拔除引流管后行"8"字绷带加压包扎两周,以确保局部皮肤与深层组织严密贴合。不必担心腔镜副乳手术没有去除多余的皮肤会导致局部皮肤贴合不佳和冗赘,事实上绝大多数患者在术后早期皮瓣就可以得到非常好的回缩和贴合;而不去除副乳表面的皮肤,恰恰是减少副乳术后影响上肢活动的关键所在。

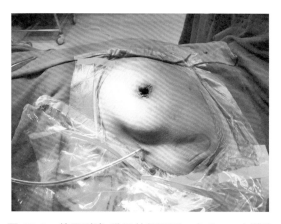

图 12-8　放置引流,乳晕外仅可见一个 5mm 小戳孔

五、总结

传统的开放副乳切除术,因其简便快捷,掩盖了实际存在的一些问题:①腋窝的手术瘢痕,在穿着裙衫、游泳时容易外露、影响美观;②一部分患者在随访时发现存在肋间臂神经损伤,因为开放副乳切除术难以辨别副乳深方的层次,所以误入腋窝间隙时,有可能造成肋间臂神经的损伤;③切除皮肤过宽的患者,可能出现上肢活动受限。腔镜副乳手术较传统开放手术具有下面几个优势:①手术切口隐蔽,愈合后期几乎看不到切口瘢痕(图 12-9、图 12-10);②溶脂和吸脂,使副乳腺体与周围组织的解剖层次显现,从而做到完整切除副乳、减少复发的同时,不切除正常组织;③减少因解剖层次不清,导致肋间臂神经损伤的风险;④不会引起上肢活动障碍。

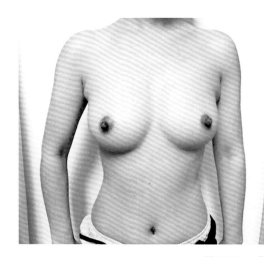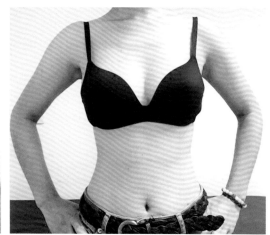

图 12-9　术前术后正位对比

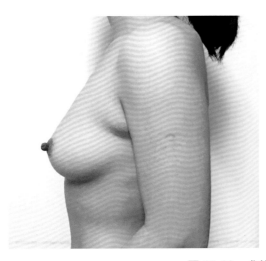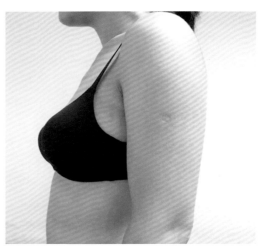

图 12-10 术前术后侧位对比

视频 7 全腔镜下副乳切除术

（高国璇 王子函 屈 翔）

参考文献

1. 李娜,方园,钱洪军,等.联合式治疗腋下副乳的应用体会[J].中国实用医药,2014(3):107-108.
2. 张建卓,于丽,图布新,等.肿胀吸脂并腺体切除法治疗腋部副乳 37 例[J].内蒙古医学杂志,2006,38(7):620-621.
3. 骆成玉,张键,杨齐,等.完全腔镜腋窝副乳切除手术的临床经验[J].中国微创外科杂志,2007,7(7):682-683.
4. DOWN S,BARR L,BAILDAM A D,et al.Management of accessory breast tissue in the axilla[J].Br J Surg,2003,90(10):1213-1214.
5. 孟素贤.微创抽吸法切除副乳的手术配合[J].中国社区医师(医学专业),2011,3(15):138-139.
6. 李新,刘薇.脂肪抽吸联合腋下小切口治疗腋下副乳腺[J].中国保健营养旬刊,2013(9):13-14.
7. 何平,方正宇,韩燕,等.乳腺癌和副乳手术肋间臂神经损伤的症状分析[J].实用临床医学,2010(9):58-59,61.

第十三章

腔镜男性乳腺发育症手术

一、概述

男性乳腺发育症(gynaecomastia,GYN),又称男性乳腺增生症或男性乳腺肥大症,是男性乳腺组织异常发育和乳腺结缔组织异常增生的一组疾病,表现为男性一侧或两侧乳房呈女性样发育、肥大,有时有乳汁样分泌等症状。GYN 占男性乳腺疾病的 90% 以上,可发生于任何年龄,发生在青春期前、青年人和中年人中,被认为是不正常的[1,2]。

男性乳腺发育症按病因不同可分为生理性、病理性、药物性和特发性 4 类[3,4]。症状常表现为双侧或者单侧的乳房显著发育、肥大、增生(图 13-1、图 13-2、图 13-3),可伴或不伴有触痛。查体可触及乳晕后方坚实的圆盘状硬性肿物,以乳头乳晕为中心、呈向心性生长,可活动,边界清楚,可伴有触痛。需要注意的是,男性乳腺发育症的体格检查,就是要确定有无腺体,所以查体时患者需平卧,双手置于脑后,检查者拇指置于乳房的一边,示指在另一边,二者逐渐并拢触诊。而这种"捏合"式的查体手法,恰是乳腺癌查体时,为了避免捏起腺体而不可以采用的。

腔镜男性乳腺发育症手术可以仅通过单孔,或三个戳孔完成。不仅消除了胸壁丑陋的长长的瘢痕,而且不再行乳晕的切口,减少了乳头乳晕复合体的坏死。本中心曾对腔镜男性乳腺发育手术的病例进行分析,显示术后 6 个月美容效果评分均较高,患者主观评价均为非常满意;入组病例均未发生乳头乳晕坏死、切口下方积液或血肿等并发症。提示腔镜皮下腺体切除术治疗男性乳腺发育症较常规手术方式可获得更好的美容效果[5]。本章节主要对腔镜下 GYN 手术进行详细描述。

二、手术适应证与禁忌证

疑为 GYN 的患者,需要分三步进行诊断与鉴别诊断,方能确定是否需要手术。第一步,先通过临床查体区分究竟是男性乳腺发育抑或是包括乳腺癌在内的乳房肿物,这是最先需要进行鉴别的内容。第二步,需要明确是真性还是假性 GYN。真性 GYN 以腺体增殖为主,而假性 GYN 则是由于脂肪堆积造成的。超声多普勒及钼靶检查可以帮助医师很容易地将二者区分。在真性 GYN 者,超声多普勒能够探查到乳腺腺体(图 13-4)。第三步,对于真性 GYN,至关重要的一点是区分生理性、病理性、药物性还是特发性的 GYN。有可能需要手术治疗的特发性 GYN,仅占所有男性乳腺发育症的 25%,应尽力避免在没有完全除外生理性、病理性及药物性 GYN 时,就盲目进行手术治疗,以防严重原发病被遗漏,或对侧甚至同侧男性乳腺发育症复发。

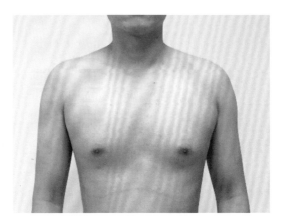

图 13-1　男性乳腺发育症正位

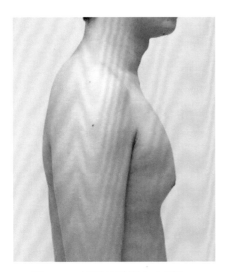

图 13-2　男性乳腺发育症侧位一

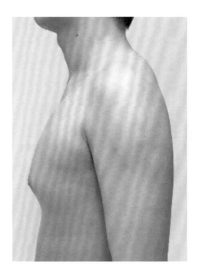

图 13-3　男性乳腺发育症侧位二

特发性 GYN 的手术指征包括:有乳房疼痛或乳头溢液等症状;怀疑恶变可能;药物治疗无效;影响美观,患者要求手术。

总的来说,最常见的手术指征仍然是患者认为异常发育的乳房影响了美观和日常生活。需要注意到的是,特发性男性乳腺发育是一种疾病,且常可导致患者出现自卑等情绪。在患者有改善外观的需求时,不应该一味拒绝为患者手术,而是应该站在患者角度考虑,为其选择合适的方式进行手术。

三、术前准备

(一) 术前检查

建议行内分泌功能检查、肾上腺彩超、睾丸彩超、甲状腺功能、肝脏功能等检查,充分除外病理性 GYN。

(二) 手术体位

患者取平卧位,患侧肩部垫高,患侧上肢包裹无菌巾后外展 90°。行一侧手术操作时,术者及第一助手均位于患侧,术者位于外展上肢的头侧,第一助手位于外展上肢的脚侧。由于操作部位在胸部甚至高达锁骨下,如果采用分腿位,术中需弯腰才能进行操作,所以目前已摒弃分腿位。

(三) 手术范围标记

术前对乳腺边界位置进行体表标记,注意描画的腺体范围常较实际范围为小,术中不可完全按术前体表画线离断腺体边缘,否则容易出现周边腺体切除不全,进而导致中央区"盆地样"凹陷。选取腋窝偏脚侧褶皱处,长约 2.5cm 的单孔切口(图 13-5)。切口的选取越近腹侧,越容易完成手术。但切记切口前端不可超过腋前线,否则术后切口将不能被上肢遮挡。建议术前于站立位,嘱患者上肢自然下垂,以确保设计的切口能够完全隐藏在上肢深方。在保证这一原则的前提下,切口尽可能靠近腹侧。需要手术分离的腺体非常靠近腹侧,如果切口设计过分靠近背侧,进行后续操作时,腔镜手术器械很难越过胸廓的弧度,到达胸骨旁的区域。

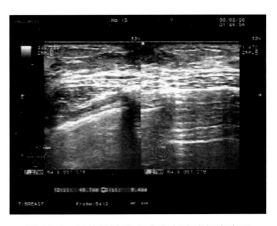

图 13-4　男性乳腺发育症患者乳腺超声表现

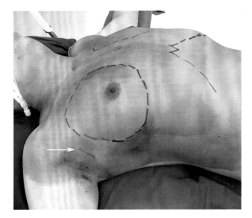

图 13-5　单孔腔镜 GYN 手术体表标记

(四) 溶脂液配制

0.45% 生理盐水 500ml+2% 利多卡因 20ml+0.1% 肾上腺素 1ml,配制成一份溶脂液。这种配比的溶脂液,有助于降低脂肪的黏滞性,同时产生"液压分离效果",降低脂肪组织与周围的牵引力,使凝胶体状态的脂肪易于变为混悬液,从而利于吸出;加入肾上腺素可以减少吸脂过程中的出血。

四、单孔腔镜男性乳腺发育手术步骤

(一) 溶脂和吸脂

1. 溶脂　建议使用顶端圆钝的溶脂针(图13-6)进行溶脂液注射,以免增加副损伤。没有溶脂针时,也可以使用气腹针或腰穿针替代。经上述切口先在一侧乳房皮下层及乳房后间隙注入溶脂液1 000~1 500ml。溶脂的范围需超过乳腺边界约1cm,以确保溶脂范围充足。在腺体浅层注射溶脂液时,要紧贴腺体表面进针和注射,避免注射层次过浅。当进针后下压溶脂针时,如果溶脂针表面皮肤出现与溶脂针走行一致的下陷,称为"下压凹陷征阳性"(图13-7),此时代表进针层次过浅,需退针后重新进针;下压针体时其表面皮肤无明显变化,为"下压凹陷征阴性",说明进针层次正确(图13-8)。在溶脂针进入正确层次后,边退针边注入溶脂液。注射的局部出现隆起而非橘皮征,即达到理想的效果。出现橘皮征,则说明进针和溶脂层次过浅,这时同样需要退针后重新进针,在更深的层次注射溶脂液。在乳房后间隙溶脂时,常需用一只手抓持起乳房,使乳房后间隙更充分地显露,便于溶脂针更好地找到乳房后间隙的层次。溶脂针进入正确的乳房后间隙时,会有明显的落空感,应该仔细而耐心地寻找这种落空感,而不可依靠一味加大进针的力度,否则会错误地进入胸大肌内甚至胸肌间,造成损伤的同时,也无法获得乳房后间隙良好的溶脂效果与空间。实在难以进入乳房后间隙的病例,可以将术者的手指经单孔伸入,通过触觉协助寻找乳房后间隙。同样边退针边在乳房后间隙内注射溶脂液,无需拘泥于具体注入总量,只要每一个局部都确认形成张力即可保证溶脂效果。一侧乳房溶脂完成后可以立刻进行对侧乳房的溶脂。完成溶脂后等待15~20分钟,随后用单侧带侧孔的吸脂器进行腺体浅层和乳房后间隙的吸脂。注意,为保证溶脂效果,需确保溶脂液的局部张力与作用时间。所以等待时不要令溶脂液从切口漏出,且等待时间不宜过短。

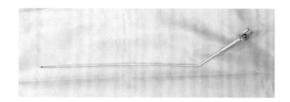

图13-6　顶端圆钝的溶脂针,尾端接注射器以便注射溶脂液

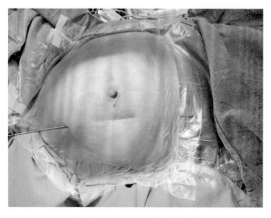

图13-7　下压凹陷征阳性

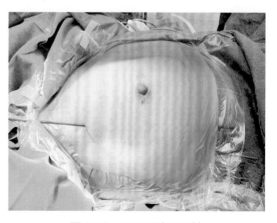

图13-8　下压凹陷征阴性

2. 吸脂 使用单侧带有侧孔的吸脂器(图 13-9)进行吸脂的操作。注意不要使用整形科的吸脂器进行腔镜乳腺手术,因为整形科的吸脂器各个方向均有侧孔,不可避免地在吸脂过程中会造成乳房皮瓣的损伤。另外,宜选用 8# 较粗的吸脂器,以免侧孔较小、吸脂不完全。吸脂的范围同样需要超过术前体表标记的乳腺范围 1cm,并且也分为腺体浅层与乳房后间隙两部分完成。吸脂的动作类似"雨刮器"划动的轨迹,在吸除脂肪的同时,将一些纤细的纤维结缔组织打断。在进行腺体浅层吸脂时,有两点要格外注意:①侧孔的方向只能朝向两侧,不可以朝向皮瓣,以免破坏真皮血管网;②吸脂的层次宜深不宜浅,应紧贴腺体表面进行,并确保"下压凹陷征"阴性。

在单孔法手术时,浅层可以使用手术刀直接游离,对腺体浅层吸脂的充分性要求不大;相反,如果吸脂过度、伤及皮瓣的真皮血管网,不仅会造成皮瓣的坏死,更会导致乳头乳晕复合体的坏死,因为后者在术后的血供完全依靠四周的真皮血管网供血。所以,腔镜男性乳腺发育手术时,腺体浅层的吸脂,要处处以保护皮瓣的血供为出发点。乳房后间隙的吸脂,同样需要抓持起乳房以便找到插入吸脂器的正确间隙。这一层的吸脂,不存在损伤皮瓣的顾虑;且如果乳房后间隙吸脂不充分,非常影响后续的操作。所以,乳房后间隙的吸脂,需要充分而完全。当吸出的液体颜色为黄色时,说明仍有较多脂肪留在间隙中,应当继续吸脂(图 13-10);只有当吸出的液体呈粉红色时(图 13-11),才表明该部位已经没有过多的脂肪残留,可以进行下一个部位的吸脂。尤其是内下象限处,距离单孔切口最远,手术操作时"筷子效应"(即单孔腔镜手术时,由于戳孔之间距离较近,器械之间容易互相碰撞和干扰)最为明显,若吸脂不充分,则需要很长时间来完成腔镜下的剥离,所以这里是最需要确保吸脂充分的。

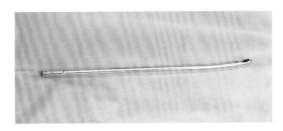

图 13-9 单向侧孔的吸脂器,顶端圆钝,另一侧连接负压吸引装置

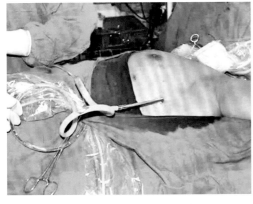

图 13-10 吸出液体为黄色,说明还需继续吸脂

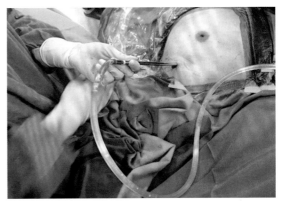

图 13-11 吸出液体为粉色,说明该局部吸脂完成

为便于溶脂与吸脂,首都医科大学附属北京友谊医院专门就溶脂针与吸脂器,各获批了实用新型专利 1 项。

(二)建立单孔腔镜操作空间

直视下适当游离皮下组织,放置单孔套筒底座与单孔充气套筒,连接 CO_2 充气,设置压力 8mmHg、流量 8L/min,利用充气法建立操作空间(图 13-12)。过高的压力会增加皮下气肿和高碳酸血症的风险,甚至导致腔镜手术不得不中转为开放手术,所以术前需交代这种可能,并在术中控制压力的设置。

在不能耐受高碳酸血症的患者,也可以使用免充气悬吊支架来替代充气法建立操作腔隙(详见腔镜乳腺手术特殊器械相关章节)。悬吊法腔镜空间建立的优点是建立的空间稳定而持久,不会因为漏气或排出烟雾而失去手术空间,但悬吊法难以建立像充气法一样非常充分的空间,且术中随着分离位置的变化,有时需要调整悬吊支架的位置,所以在腔镜男性乳腺发育手术时,不作为首选。

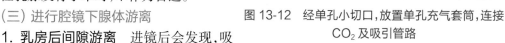

图 13-12 经单孔小切口,放置单孔充气套筒,连接 CO_2 及吸引管路

(三)进行腔镜下腺体游离

1. 乳房后间隙游离 进镜后会发现,吸脂后的乳房后间隙已初步显现,仅剩少量的纤维结缔组织连接胸大肌与腺体。电钩可以很容易地离断上述纤维结缔组织,完成乳房后间隙的游离。需要注意的是,游离的范围不可完全参照术前描画的腺体范围,而应该遵循真正的腺体边界:在沿乳房后间隙向各个方向游离、推进时,会看到出现"孔洞样"结构,这些乳腺周围韧带形成的孔洞,代表已经游离到了乳腺的实际边缘。在后间隙层次能够确实游离到腺体的真正边缘,尤其是内下象限的腺体边缘,是缩短手术时间、避免返工的关键要点。

2. 腺体浅层游离 在吸脂后,腺体浅层与皮瓣之间的间隙已经出现,仅以 Cooper 韧带相连,其间悬挂着脂肪颗粒(图 13-13)。首都医科大学附属北京友谊医院习惯在单孔手术时,直接使用长柄手术刀进行本层次的游离:将手术刀沿此前吸脂形成的空隙深入腺体浅层,紧贴腺体表面向两侧划动,从而切断残存的 Cooper 韧带、完成皮瓣的游离。注意手术刀一定要进入吸脂后显露的间隙中,而不可以刺入组织内重新劈开另一个间隙,这样可以保证操作过程中几乎没有出血,同时将更多的脂肪留给皮瓣。在没有长柄手术刀时,可以使用长柄组织剪替代,但效率会降低、效果会变差。随后重新放置单孔套筒,镜下使用腔镜组织剪进一步将少量尚未被手术刀切断的 Cooper 韧带离断。

3. 离断乳头乳晕复合体 为了降低乳头乳晕复合体坏死的几率,建议使用腔镜组织剪完成这一步骤,而禁忌使用电钩或任何能量器械。与乳腺癌的保留乳头乳晕的皮下腺体切除术不同,男性乳腺发育的手术不存在术后乳头深方癌残留的问题,所以可以适当将乳头深方组织留得厚一些。理论上保留乳头深方 2mm 后的腺体组织,就可以在切除 96% 腺体的同时,保留乳头乳晕复合体 50% 的血供[6]。不过在实际手术中,上述厚度不易真正施行。比较常用的方法,是令保留的乳头乳晕深方组织略向深方凸出于乳晕周围皮瓣即可。凸出过多,有残留腺体组织和术后复发的担心;去除得过薄,有增加乳头乳晕复合体坏死几率的可能。需要强调的是,术后乳头乳晕复合体坏死与否,最主要原因并不是乳头深方保留组织的薄厚,因为来自腺体的血运其实早已被完全切断;何况过多的乳头后方组织,可能产生所谓"窃血现象",使真正的乳头动脉供血减少、皮瓣静脉回流负担增加。坏死与否的决定因素,还是周边皮瓣是否足够厚、皮瓣的真皮血管网是否被破坏。笔者工作单位自从强调保留皮瓣厚度、保护真皮血管网血供以来,腔镜男性乳腺发育手术后乳头乳晕复合体坏死已经很少发生。

4. **离断腺体周围韧带**　在腺体浅层和乳房后间隙游离完成后,腺体仅由周边韧带与机体相连。使用有烟雾吸引功能的电钩或超声刀,轻松地离断头侧的锁骨下韧带、内侧的胸骨旁韧带、脚侧的三角集束韧带与水平韧带(图 13-14),腺体就得以完全游离了。

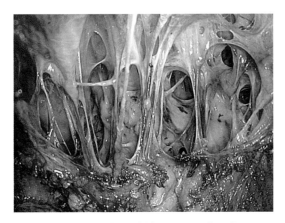

图 13-13　单孔腔镜 GYN 手术吸脂
后术中 Cooper 韧带清晰可见

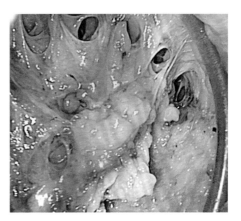

图 13-14　显示腺体脚侧的三角集束
韧带和其间的孔洞

5. **最后冲洗创面,仔细止血**　通常腔镜男性乳腺发育手术几乎没有出血。经套筒取出腺体标本即可(图 13-15)。

6. **引流管放置及切口缝合**　经单孔切口两端,放置引流管 1~2 根并连接负压,间断缝合皮下组织;适当修剪切口边缘瘀血的皮肤,以 4-0 可吸收线皮内连续缝合切口(图 13-16)。

视频 8　单孔法全腔镜男性乳腺发育手术

五、术后处理

创面适当加压包扎,乳头乳晕外露,以免压迫加重乳头乳晕血供障碍,并便于观察其血运情况。观察并记录负压引流情况,引流量连续 3 天小于 30ml/d 后拔除引流管。通常术后

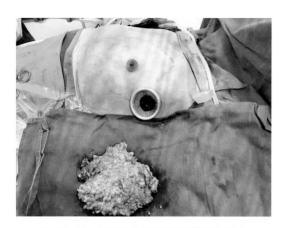

图 13-15 经单孔套筒完整取出腺体标本

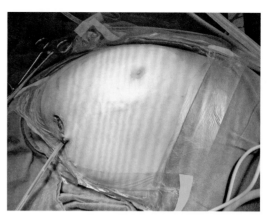

图 13-16 术后仅在腋窝遗留一个长度约 2.5cm 的小切口

第 1 天由于溶脂液的析出,引流量会较多;术后第 2 天就会骤然减少至 30ml 左右,术后 5 天前后便可拔除引流管。拔管后使用弹力绷带加压包扎 1 周,随后便可拆除全部绷带。术后 3 周内肩关节制动,以免刚刚贴附的皮瓣从胸大肌表面撕脱。术后建议间断吸氧,并在胸壁皮瓣和乳头乳晕复合体使用硝酸甘油软膏以改善皮瓣对乳头乳晕复合体的血供。可以静脉滴注七叶皂苷钠,促进乳头乳晕复合体和皮瓣的静脉回流,从而减少二者坏死的机会。去除敷料后,局部使用硅酮凝胶成分的药物,进一步减轻瘢痕形成。

手术前后效果对比见图 13-17 至图 13-20。

六、三孔法腔镜男性乳腺发育手术

在没有单孔充气套筒设备时,可以使用三孔法替代单孔法,完成腔镜男性乳腺发育手术(图 13-21~ 图 13-23)。在体位、溶脂与吸脂、乳房后间隙游离、腺体周围韧带离断等方面,三孔法与单孔法相同。但有以下几点差异:

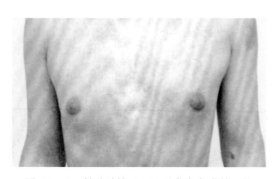

图 13-17 单孔腔镜 GYN 手术患者术前正位

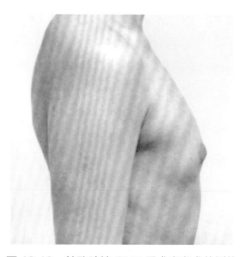

图 13-18 单孔腔镜 GYN 手术患者术前侧位

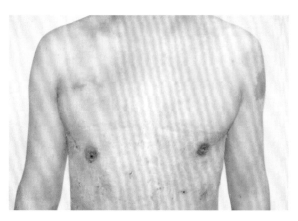

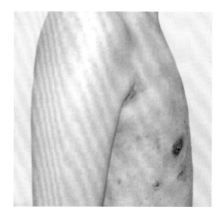

图 13-19 单孔腔镜 GYN 手术患者术后正位　　图 13-20 单孔腔镜 GYN 手术患者术后侧位

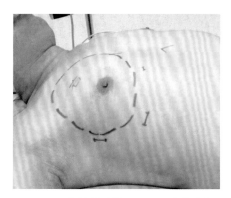

图 13-21 传统的腔镜 GYN 手术体表标记

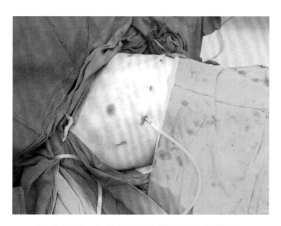

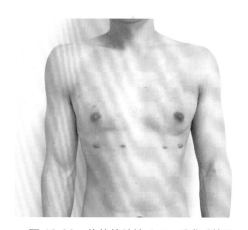

图 13-22 传统的腔镜 GYN 手术后状态　　图 13-23 传统的腔镜 GYN 手术后效果

（一）戳孔选择

在乳房外下缘旁开 2cm 处取一 12mm 切口作为 A 孔，置入腔镜；在乳头水平乳房外缘处和锁骨中线与乳房下缘交汇处各行一 5mm 切口作为 B、C 孔（图 13-24），分别置入分离钳与电钩或腔镜组织剪。需注意邻近 A 孔的腺体边缘最靠近腔镜，甚至常在腔镜无法看到的"天花板"上，最难以分离。所以 A 孔应设计在乳房外下缘旁开 2cm 处，以便远离外下缘的腺体边缘,从而更好地看到并分离此处的韧带。

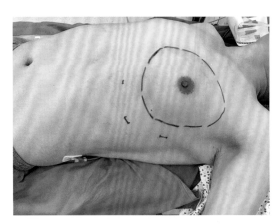

图 13-24　三孔法腔镜男性乳腺发育手术的戳孔选择
中间的 A 孔一定要远离腺体边缘

（二）腺体浅层分离

如前所述,单孔法腔镜男性乳腺发育手术时,可以通过 2.5cm 长的单孔小切口直接以长柄手术刀游离腺体浅层。但在三孔法腔镜男性乳腺发育手术时,由于戳孔仅有 5~12mm,难以使用长柄手术刀完成浅层游离,所以三孔法时腺体浅层的游离都是在腔镜下使用腔镜组织剪完成的。腔镜下操作要求空间和视野清晰,所以三孔法时腺体浅层的吸脂就需要比单孔法更充分,以免镜下看不清皮瓣和腺体浅层之间的层次。

（三）标本取出

在一些乳腺中心,使用类似"削苹果皮"的方法,把腺体切成细长的条状,便于经较小的戳孔拉出。笔者工作的中心在三孔法时,是将 12mm 的戳孔适当扩大,从而完整取出腺体、避免破坏标本的完整性。

七、总结

利用腔镜完成男性乳腺发育手术,免除了乳晕边缘切口,从而降低了 NAC 坏死的几率,并将切口缩短甚至隐藏,实现了美容效果的最大化。另外,治疗男性乳腺发育的皮下乳腺切除术后较为常见的情况是由于乳房皮瓣厚度掌控不佳,导致皮瓣坏死或腺体残留甚至复发。而经乳晕切口,由于切口长度及显露受限,不易切除周边腺体,导致周边环形腺体的残留,致使部分患者术后乳房中央会较周边凹陷。腔镜男性乳腺发育手术时,借鉴了整形外科的吸脂技术,能够令发育腺体与乳房皮瓣及胸大肌之间的间隙得以显露,在创造出有效手术空间的同时,也保证了游离平面走行于正确的解剖平面之间,从而避免了皮瓣过薄带来的皮瓣缺血坏死,或过厚导致的腺体残留、复发。

值得注意的是,腔镜男性乳腺发育手术不去除多余的皮肤,在乳房有明显多余皮肤,甚至存在乳房下垂时,腔镜手术后多余的皮肤容易褶皱并与胸大肌粘连,从而在乳房下半部分形成一道横行的皱褶,影响美观(图 13-25)。由此可见,这类患者不宜选用腔镜男性乳腺发育手术。

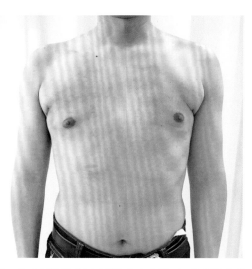

图 13-25　乳房下垂和存在明显多余皮肤时,术后乳房的下半部分容易出现不可消除的褶皱(左乳)

（王劲夫　王子函　屈　翔）

参考文献

1. BRAUNSTEIN G D.Clinical practice.Gynecomastia［J］.N Engl J Med,2007,357(12):1229-1237.

2. 郑新宇,王守涛.男性乳房发育症的治疗策略［J］.中国实用外科杂志,2009(3):212-215.

3. 鲍旭,孙强,郭春利,等.论男性乳腺发育症临床研究进展［J］.医学理论与实践,2015(24):3339-3341.

4. 孙家明,亓发芝.乳房整形美容外科学.杭州:浙江科学技术出版社,2012.

5. 王子函,陈志诚,葛智成,等.单孔法腔镜皮下乳腺切除术治疗男性乳腺发育症临床价值分析［J］.中国实用外科杂志,2018,38(11):1289-1291.

6. RUSBY J E,BRACHTEL E F,TAGHIAN A,et al.George Peters Award.Microscopic anatomy within the nipple:implications for nipple-sparing mastectomy［J］.Am J Surg,2007,194(4):433-437.

第十四章

单孔法腔镜乳腺癌手术

随着对乳腺癌"系统性疾病"的认知和综合治疗的飞速发展,其治疗效果和远期预后已得到了极大改善,手术范围"缩小化"的安全性和可行性也早已获得广泛认同。现代医学已远远不满足于单纯完整切除肿瘤及延长患者生存期,而逐渐意识到获得理想预后的同时,改善患者的生活质量更是医患共同追求的进一步目标。保乳手术、肿瘤整形、乳房再造等技术,都逐渐得到乳腺外科医师的强烈关注,改善术后的美容效果已成为乳腺外科当下的"最焦点"。

一、传统的开放式乳腺手术

传统的乳房单纯切除或改良根治术后遗留丑陋瘢痕的同时也给患者的内心造成极大创伤,很多患者术后饱受自卑、抑郁等不良情绪困扰(图14-1)。而保乳手术尽管保留了乳房和乳头乳晕复合体,但皮肤表面遗留的瘢痕以及与对侧乳房的不对称也在一定程度上影响了美观(图14-2)。即便行皮下腺体切除术联合乳房再造,置入物造成的皮肤表面张力也会使瘢痕增生、变宽,影响外观(图14-3、图14-4),严重者甚至会导致切口愈合不良、假体外露等并发症的发生。

二、三孔法腔镜乳腺手术

乳腺手术理想的外观,不应仅仅局限于保留了乳房的轮廓和外形,美观的切口更是值得关注的一个重要方面。而腔镜手术,相较于传统的开放手术,才是彻底解决乳腺外科丑陋瘢痕的终极方法。

笔者所在单位曾在很长一段时间内利用三孔法完成乳腺癌的腔镜皮下腺体切除术或男性乳腺发育手术。三孔法腔镜手术降低了在乳晕边缘做切口导致乳头乳晕坏死的几率,更取代了传统的大切口,改善了外观。

即便如此,三孔法腔镜乳房皮下腺体切除术仍会在胸壁遗留戳孔瘢痕,对术后的美容效果依然存在较大影响(图14-5)。

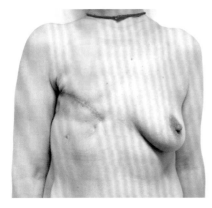

图 14-1 乳房改良根治术后瘢痕巨大而丑陋

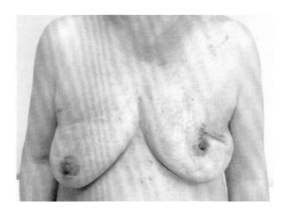

图 14-2 保乳术后乳房表面可见明显瘢痕

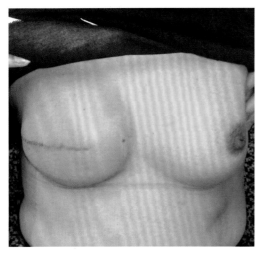

图 14-3 联合乳房再造时置入的假体造成皮肤
表面张力

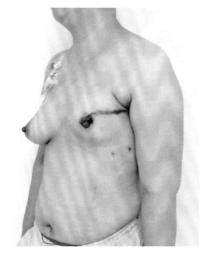

图 14-4 扩张器置入术后，瘢痕由于
扩张器的张力而逐渐增宽

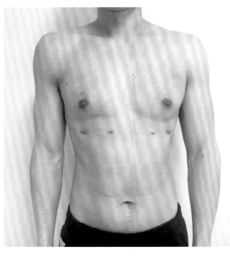

图 14-5 三孔法腔镜男乳术后遗留的胸部戳孔瘢痕

三、单孔法腔镜乳腺手术

作为新兴的手术技术，单孔腔镜是传统腔镜手术的改革，其目标是进一步加强微创手术美观方面的优点。最早的单孔腔镜手术起自胆囊切除术，早在1997年，Navarra就使用传统腹腔镜器械完成了世界上第1例经脐单孔胆囊切除。同时，单孔腔镜技术在肝胆外科、泌尿外科、妇科手术等亦逐步得到推广。受到启发，乳腺外科也充分利用单孔腔镜技术在减小创伤、隐蔽瘢痕方面的优势，将不可见的单孔手术应用到更需要美观的乳房，使乳腺外科医师在达到理想治疗效果的同时实现了对外观的极致追求。笔者所在单位利用腔镜外科技术，在原有的三孔法腔镜乳腺手术的基础之上，仅通过单独的一个孔道，完成单孔法腔镜手术，在更大程度上改善了外观，获得了理想的外形效果。

单孔腔镜手术是将传统腔镜乳腺手术所需的三孔，集中为一个长约2.5cm的孔道。观察用的腔镜及另外两把操作器械，都通过这一单孔置入。创建单孔的方法有悬吊法和充气法。前者通过悬吊器械建立理想的操作空间（图14-6），腔镜和操作器械经由免充气悬吊器械套装内的trocar置入单孔；后者由于需要防止充入的CO_2气体逸出，则需要使用特制的单孔套筒（图14-7）完成手术。

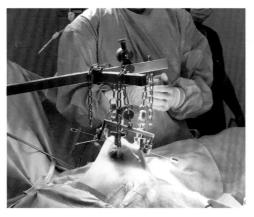

图14-6　单孔腔镜手术悬吊法腔镜空间建立

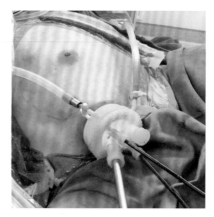

图14-7　单孔腔镜手术充气法腔镜空间建立

下文重点介绍单孔法腔镜的单孔切口设计、腔镜空间建立技巧、单孔手术的优缺点及相应策略。

（一）单孔法切口设计

在腋窝褶皱处行长约2.5cm的单孔切口，注意切口前缘不可以超出腋前线，以确保切口可以完全被上肢遮挡和隐藏。

（二）单孔手术腔镜空间建立方法

1. 免充气悬吊法　顾名思义，这种方法不使用CO_2充气，而是利用机械性的方法悬吊术野表面皮肤，从而建立手术腔隙。具体如下：

（1）将悬吊支架（图14-8）与手术床固定牢固，支架位于手术野水平。

（2）预判手术范围后，将四根穿刺针（图14-9）围绕手术范围一周，潜行于皮下穿出，潜行范围略大于手术范围。需要指出的是，为了达到理想的腔镜空间建立效果，穿刺针皮下潜行后整体呈"梯形"置针而非正方形,较短的"上底"靠近患者内侧,较长的"下底"位于患者外侧。用螺母保护穿刺针尖端避免扎伤。

(3)用悬吊链条(图 14-10)固定好穿刺针,将链条另一端挂于支架上,即完成手术区域表面皮肤的悬吊与腔镜空间建立。

(4)免充气悬吊法建立手术腔隙后,完成单孔皮下腺体切除或单孔保乳手术。相应细节请参照相关章节。

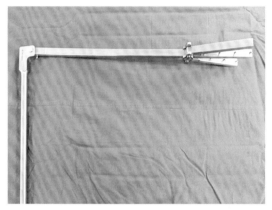
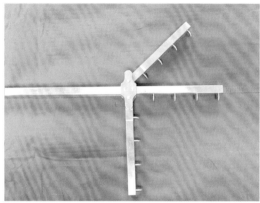

图 14-8　免气腹悬吊支架(侧面、上面观)

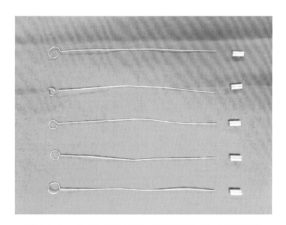

图 14-9　免气腹悬吊器械的穿刺针和固定螺母

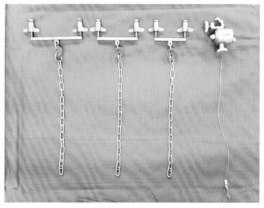

图 14-10　免气腹悬吊链条及固定装置

2. 充气法腔镜空间建立　单孔腔镜的充气法腔镜空间建立是在传统的腹腔镜充气腔镜空间建立的基础上进行改良,通过充入二氧化碳气体建立操作空间,同时利用单孔套筒(图 14-11)建立器械隧道,进而实现仅通过一个戳孔即可完成整台手术操作的目的。充气法单孔腔镜可应用于局部腺体切除(如保乳手术)或全部腺体切除(如男性乳腺发育、皮下腺体切除术 ± 乳房再造),根据切除范围的不同,腔镜空间建立的过程亦有所区别。

(1)单孔腔镜应用于保乳手术的充气法腔镜空间建立过程:①术前标记好切除范围,通常采用亚甲蓝在切除范围外 1cm 进行全层点状注射(包括表面皮肤、腺体全层、胸肌筋膜)。从深层至浅层回退式注射,避免染料注射过多影响标记效果;②在靠近手术区域的一侧,于胸大肌外侧缘做长约 2.5cm 的切口作为套筒放置部位,之后进行腺体浅层的游离,其游离方法同悬吊法腔镜空间建立;③在所做切口处置入保护套,撑起戳孔,扣好单孔套筒,使其与保护套连接紧密,将侧孔分别同进气和出气管道连接,充入的二氧化碳气体设置压力为 8mmHg、流量 8L/min,待充气效果理想后可开始手术。

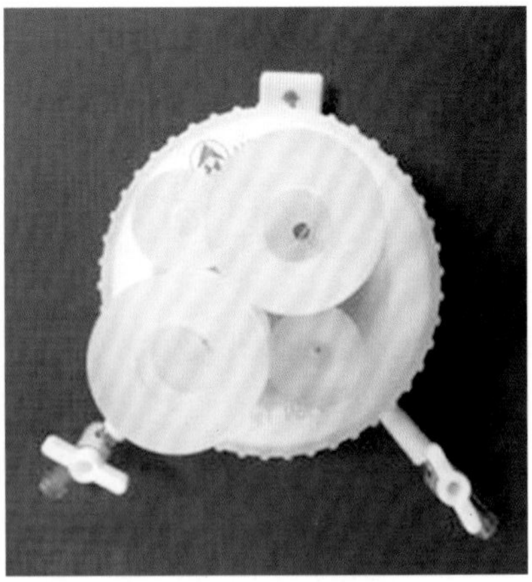

（2）单孔腔镜应用于全部腺体切除的充气法腔镜空间建立:充气法建腔,是我中心完成腔镜皮下腺体切除术最常用的方法。

1）溶脂液的配制:生理盐水 250ml+ 灭菌注射用水 250ml+2% 利多卡因 20ml+0.1% 肾上腺素 1ml。

2）浅层注射溶脂液时,需在超出腺体边缘 1cm 的区

图 14-11 单孔套筒

域进行皮下注射,注意注射深度不可过浅而出现橘皮征,且下压插入溶脂针时皮肤不随之下陷（"下压凹陷征"阴性）,外上象限因脂肪组织较少注射适量即可。深层注射时,需左手抓持乳房,右手抬起针尾于腺体后间隙进行注射,为了保护胸大肌,注射层次宁浅勿深。

3）15 分钟后待溶脂较为完全,可进行吸脂步骤。浅层吸脂需位于皮下,范围超出腺体边缘 1cm,吸脂器的侧孔避免朝向真皮,同时确保"下压凹陷征"阴性,外上象限重点保护。吸脂时需形成交叉的"扇形隧道网",避免在统一隧道中反复操作。深层吸脂时需抬起吸脂器尾端,抓持起乳房以利于进入后间隙,侧孔避免朝向胸大肌。抽吸液由脂肪逐渐变为溶脂液则标志着吸脂的结束。

4）于胸大肌外侧缘做长约 2.5cm 的切口,置入保护套,撑起戳孔,扣好单孔套筒,使其与保护套连接紧密,将侧孔分别同进气和出气管道连接,充入的二氧化碳气体设置压力为 8mmHg、流量 8L/min,待充气效果理想后可开始手术（图 14-12）。有时受手术操作范围、腺体体积影响,为了便于完成手术,可采用悬吊联合充气法共同完成腔镜空间建立（图 14-13）。

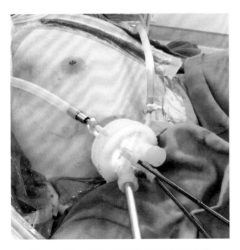

图 14-12 单孔充气法腔镜空间建立

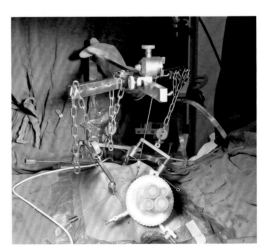

图 14-13 悬吊联合充气法腔镜空间建立单孔腔镜手术

四、单孔法腔镜乳腺手术的应用

单孔法腔镜乳腺手术可广泛应用于男性乳腺发育[1]、皮下腺体切除 ± 乳房再造手术(假体或大网膜)[2]、保乳手术[3,4]等,切口可隐蔽于腋窝或侧胸壁,正面直视下无可见术后瘢痕,可达到理想的外观效果。

(一) 单孔法腔镜男性乳腺切除术

男性乳腺发育是男性乳房疾病中最常见的类型,传统的手术需在乳房表面做切口,术后遗留较大瘢痕,影响美观。三孔法腔镜乳腺手术在传统的手术基础上实现了微创的一大进步,但术后仍会在胸壁遗留戳孔的瘢痕,对男性患者的外观及心理均造成影响。

而单孔法腔镜男性乳腺切除术的腔镜空间建立采用充气法同溶脂法相结合,既达到完整切除腺体的目的,又可以将胸壁多余的脂肪去除,将切口设计在腋皱襞(图 14-14、图 14-15),正面观察时下垂的手臂可完全阻挡术后瘢痕,治愈疾病的同时达到完美的外观效果(图 14-16、图 14-17)。

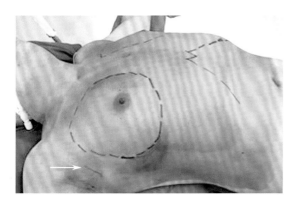

图 14-14　单孔法腔镜男乳手术,切口隐蔽于腋下(白色箭头)

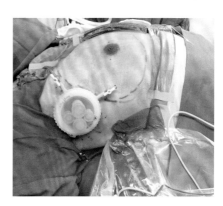

图 14-15　单孔法腔镜男乳手术术中

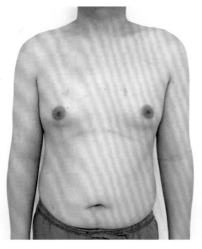

图 14-16　单孔法腔镜男乳手术术前

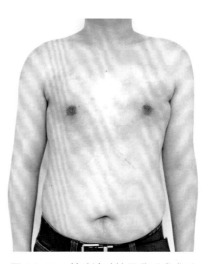

图 14-17　单孔法腔镜男乳手术术后

(二) 单孔法腔镜保乳手术

传统的保乳手术重视外形、轻视切口,处理乳房病灶和腋窝病灶时往往会遗留两道瘢痕,尽管保留了乳房的轮廓,但并未达到理想的外观。单孔法腔镜手术可在保留乳房外形的同时缩短手术瘢痕,将保乳与前哨淋巴结活检的双切口"合二为一",真正实现鱼和熊掌兼得的效果。通过单孔腔镜亦可实现外形整复,将 3~4cm 的切口隐藏于腋下或侧胸壁,术后外观十分理想(图 14-18)。

单孔法腔镜保乳手术的腔镜空间建立可采用前文介绍的悬吊法,亦可采用充气法,同时可利用戳孔进行病灶切除后的外形整复(图 14-19),以能达到理想的手术效果(图 14-20、图 14-21)。

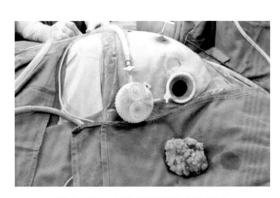

图 14-18 单孔腔镜切除瘤体标本

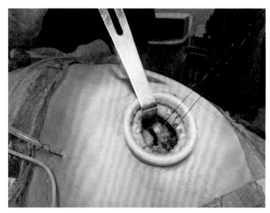

图 14-19 通过单孔完成外形整复

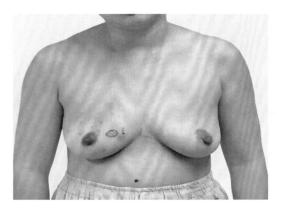

图 14-20 单孔腔镜保乳术前外观

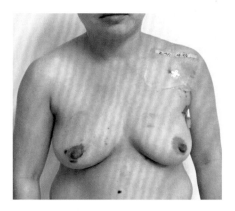

图 14-21 单孔腔镜保乳术后外观

(三) 单孔法腔镜皮下腺体切除术

对于小乳房患者,单纯皮下腺体切除术即可实现较为理想的外观,术后与对侧乳房差异不大。而充气法联合溶脂法腔镜空间建立,可完成单孔腔镜皮下腺体切除,保留乳头乳晕复合体的同时,在乳房表面无明显切口,在一定程度上使外观获得极大改善。

（四）单孔腔镜联合大网膜乳房整形手术

单孔腔镜保乳手术或小体积皮下腺体切除术还可以与大网膜肿瘤整形完美结合,单孔切除瘤灶的同时,可借助单孔切口建立皮下隧道,将游离的大网膜移植到原癌灶处进行填充,术后下垂的乳房遮挡瘢痕亦可获得理想的外观。

例如下象限的保乳手术,往往存在较大困难,术后容易遗留鹰嘴畸形。而单孔下象限保乳联合大网膜填充可获得理想的外观。将单孔套筒的位置选取在乳房下皱襞,通过充气法腔镜空间建立切除瘤灶后(图14-22),通过腹腔镜游离大网膜,单孔套筒的切口可同时作为皮下隧道,将大网膜经过皮下隧道填充到缺损区域(图14-23),缝合后下垂的乳房可完美遮盖术后瘢痕(图14-24、图14-25)。

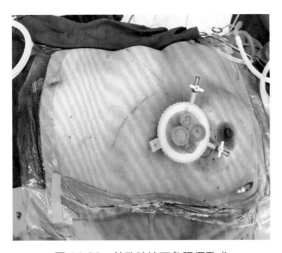

图 14-22　单孔腔镜下象限保乳术

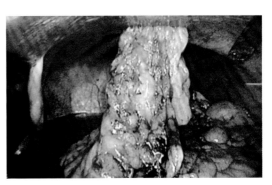

图 14-23　游离大网膜经过皮下隧道进行填充

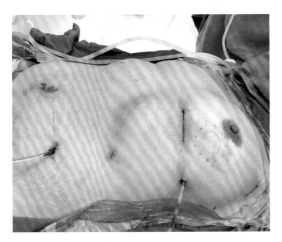

图 14-24　大网膜填充瘤灶、缝合切口

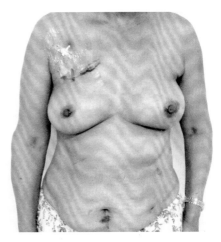

图 14-25　单孔保乳联合大网膜移植术后

（五）单孔法腔镜皮下腺体切除术联合乳房再造

对于小乳房患者,单孔法腔镜皮下腺体切除术即可解决手术和外观的问题;而较大

乳房患者,单孔法皮下腺体切除联合乳房再造则是最佳拍档。通过单孔腔镜切除腺体后(图 14-26),亦可通过腔镜完成胸肌的分离(图 14-27),之后可借助单孔切口置入假体(图 14-28)。由于切口位于侧方,因此在乳房表面不会遗留手术瘢痕,且保留了乳头乳晕复合体,不仅达到完美的外观效果,还使切口远离了张力、避免了假体置入可能造成的切口裂开、假体外露等一系列并发症,真正做到"只见外形,不见瘢痕,更不见外露的假体"的美学效果(图 14-29)。

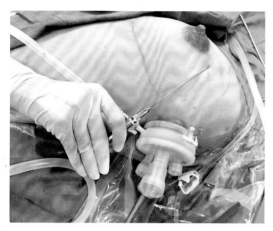

图 14-26　单孔法腔镜切除皮下腺体

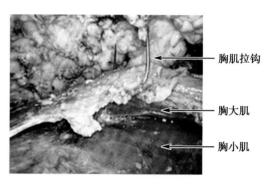

胸肌拉钩

胸大肌

胸小肌

图 14-27　单孔法腔镜下胸肌分离

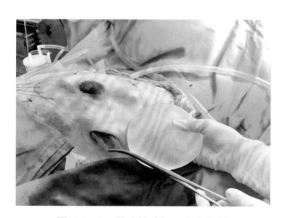

图 14-28　借助单孔切口置入假体

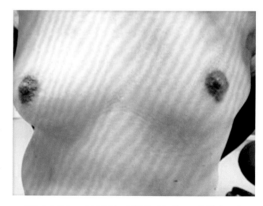

图 14-29　单孔法腔镜切除皮下腺体切除联合假体再造术后

单孔法腔镜乳腺手术,缩短了乳房表面丑陋狭长的术后瘢痕,减少为隐藏在腋窝、可以被上肢遮挡的一个切口,在原有腔镜手术的基础上进一步改善了手术的美观效果,对于致力于提高患者生活质量的外科医师实为有力武器,值得在临床上广泛推广。

(王子函　高国璇　屈翔)

参考文献

1. 王子函,张玉龙,王捷,等.保留乳头乳晕的单孔法腔镜皮下乳腺切除术治疗早期乳腺癌的临床疗效[J].腹腔镜外科杂志,2018(3):188-193.
2. 王子函,陈志诚,葛智成,等.单孔法腔镜皮下乳腺切除术治疗男性乳腺发育症临床价值分析[J].中国实用外科杂志,2018,38(11):1289-1291.
3. 王子函,滕长胜,葛智成,等.单孔法全腔镜局部扩大切除术进行保乳手术的临床应用[J].首都医科大学学报,2016(3):336-340.
4. 王子函,王岳月,滕长胜,等.单孔悬吊法腔镜保乳手术与开放保乳手术在早期乳腺癌治疗中的对照研究[J].临床和实验医学杂志,2016(13):1306-1310.

15

第十五章

非溶脂法腔镜乳腺手术

一、概述

溶脂法腋腔镜手术最早由法国的 Suzanne[1]提出并实施,国内最早开展是上海瑞金医院的郑明华[2]。腋窝作为实质部位,并无自然腔隙,通过注射膨胀液后进行吸脂,可以获得一定的操作空间以便于使用腔镜进行操作。虽然这两位医师后来不再开展这项手术,但溶脂法在当时的技术条件下为获得腔镜的人工操作空间,拓展腔镜技术适用范围起到了重要的作用。同时,在其他手术方式,如经乳、经腋的全腔镜甲状腺手术上仍有广泛的应用。目前国内骆成玉、姜军[3,4]等仍在开展这项技术,但国外已无腋腔镜的报道。

究其原因,外科微创理念的进步,已极大地缩窄了腋窝淋巴结清扫这一术式的应用。腋窝淋巴结的外科处理,已经从原来清除所有腋窝淋巴结转变为清除转移病灶,更加强调腋窝淋巴结转移情况评估的诊断意义[5]。对于没有转移的淋巴结,腋窝淋巴结清扫仅适用于术前诊断腋窝淋巴结转移(cN+)或前哨淋巴结阳性的患者。前哨淋巴结活检技术成为在术前诊断淋巴结无转移(cN0)患者腋窝局部处理的金标准,并在临床广泛应用,对腋窝淋巴结清扫术后的疼痛麻木、淋巴水肿等不良反应均有不同程度的减轻。而溶脂法,如果做前哨淋巴结活检,仍需对腋窝进行溶脂操作,溶脂所破坏的腋窝区域,要远大于前哨淋巴结活检造成的损伤,这就部分失去了腔镜技术的微创意义。同时,对于腋窝淋巴结清扫的患者,吸脂过程中可能将阳性淋巴结吸出,虽然转移淋巴结的破损并不一定造成肿瘤术中播散的安全性问题,但这部分丢失的阳性淋巴结可能导致腋窝淋巴结转移情况的低估,进而影响术后辅助治疗的决策。另外,溶脂法的标本是从 trocar 孔取出,在转移淋巴结较大的情况下,存在取出困难及由于挤压导致的肿瘤细胞残留的风险,无法做到腋窝淋巴结的整块切除。

有鉴于此,为了利用好腔镜优势,且避免溶脂所带来的一系列安全隐患,笔者课题组在2012 年开始非溶脂腋腔镜的实验研究,并于 2013 年正式开展非溶脂腋腔镜手术。

腋腔镜需要在没有自然腔隙的层次范围里制造一个腔镜操作的空间,而所谓非溶脂,是针对溶脂所言,技术难点与关键点在于如何建立腔镜空间。我们最早于2012年开展了经乳晕旁切口的保留乳头乳晕的皮下腺体切除术,积累了一定经验。即便只使用乳晕旁大约3cm的弧形切口,借助深拉钩,术中灯光辅助(最简单有效的办法就是头灯),通过术者将腺体向内牵拉与助手拉钩形成的空间,可以安全快捷地完整切除整个乳腺腺体。应用同样的技术,可以直接分离从乳晕区至腋窝的皮下浅筋膜浅层组织。其后,从乳晕切口置入摄像头及操作trocar,注入二氧化碳,这样就获得了腔镜操作的空间。接下来的操作与开放手术基本相同。下面介绍腔镜操作的具体步骤。

二、术前检查及准备

(一) 术前检查

术前需要评估患者的全身情况与疾病情况,需要判断两个问题:①患者能否耐受手术,如果存在手术风险,如何预防与及时干预;②患者乳癌的分期分型、手术指征、手术方式选择及是否需要新辅助治疗。

全身情况评估:包括血常规、肝肾功能、凝血功能、输血前九项、血型、血糖、电解质与离子;X线胸片、心电图;对于60岁以上患者,检查肺功能、心脏超声。需要注意的是,老年乳腺癌患者并不少见,合并糖尿病、冠心病、高血压者常见。不少老年患者口服血管活性药物,对于长期服用抗凝剂氯吡格雷(商品名:波立维/泰嘉)、华法林、抗血小板类药物(如阿司匹林)的患者,应请心内科或老年科会诊,确认术前停药时间及替代手段。目前常用的是围术期皮下注射低分子肝素制剂。同时,术中使用下肢压迫保暖装置,术后患者早期离床,从而预防下肢深静脉血栓的形成。对于有围术期心肺风险的老年患者,必须全面评估麻醉风险,不要纠结于手术方式,而要在手术时间与微创之间找到患者获益最大的选择。

疾病情况评估:包括血肿瘤指标CEA、CA199、CA125、CA153;彩超、钼靶、磁共振、乳腺核素现象、骨扫描等。乳房PET与全身PET-CT目前还是自费项目,但在新辅助治疗疗效评估,全身转移情况评估等多个方面上有着不可替代的优势。值得注意的是,保乳手术前必须包含至少一项的可术后阅片且显示整个乳房情况的影像学检查。

(二) 术前准备

患者仰卧位,患侧背部垫高,上肢外展,术者与助手均立于健侧,显示器置于患者头侧。对于身材矮小的患者,可采用剪刀位,术者立于患者两腿之间,助手立于患者对侧,显示器仍置于头侧。切口取乳晕旁切口,可置入一只1cm trocar与一只5mm trocar。另在患侧腋中线平乳头置入5mm trocar一只。需要充二氧化碳,压力控制在8~11mmHg。

三、手术步骤

(一) 腔镜空间建立

直接获得腔镜的操作空间是非溶脂不同于溶脂法的关键特点。不论是保乳,改良根治还是皮下腺体切除一期假体重建,我们都习惯于选择乳晕旁切口。这个切口的优点是到达乳腺腺体各部位的距离都不长,可以在全程直视或者在直视解剖到目标距离2/3及以上时进行腔镜辅助下分离。借助乳房深拉钩,乳晕旁切口可以显露足够大的操作空间,而完成缝合后又能做到切口隐蔽,不易辨认。

在腔镜腋窝淋巴结清扫的过程中,分离自乳晕旁至腋窝的距离可以大部分在直视下完成。分离的范围,上到锁骨下,下至乳头水平,外侧至背阔肌前缘,内侧至平锁骨中线。建立充分的腔隙是非溶脂腔镜腋窝淋巴结清扫的关键点,这样才能在充气后获得满意的视野与操作空间。

值得注意的是,在直视下完成腔镜空间建立的大部分工作后,插入 trocar,充气后,需要进一步完成充分的腔隙建立。不要急于开始腋窝解剖,充分腔镜空间建立不仅可以更好地暴露解剖层次,而且也可使腋窝的各解剖结构处于没有张力牵拉的状态,这也是避免因解剖层次不清而出现误损伤的关键点。

(二) Trocar 置入与充气

从乳晕切口直接插入摄像头 trocar 及操作 trocar 各 1 根,可以使用毛巾钳关闭切口,多数情况下这种关闭的密封性是能够足以维持充气的。使用毛巾钳,而不是缝合切口的好处是便于随时松开,可以快捷便利地取出标本或置入纱布进行压迫止血或擦拭切口积液。一般操作 trocar 置于乳晕切口最内侧,而摄像头 trocar 置于最外侧,这样可以尽量避免因为操作距离过近而产生的筷子效应,便于操作。对于多数患者,常用的 1cm trocar 可以满足常用的 30° 镜或 3D 腔镜的摄像头。对于个别乳晕过小的患者,也可以使用 5mm trocar 以节省空间。

另外,在腋中线平乳头水平置入第 2 根操作 trocar。常规充入二氧化碳气体,气压控制在 8~11mmHg 是安全的,超过 15mmHg 有可能会影响术中血二氧化碳浓度,甚至导致皮下气肿。

术中为了减少超声刀烧灼所带来的烟雾,通过操作孔 trocar 适度放气减压是很常用的,简言之,只要控制好气压,充气是非常安全,且能提供满意视野的。在放置 trocar 之前,建议自锁骨下 2~3cm 处平锁骨中线置入针式拉钩以便术中牵开胸大肌。

(三) 内外三角与腋窝边界的确认

手术的第一步是确认腋窝淋巴结清扫的大致范围。作为胸壁上部内侧和胸外侧壁之间的锥形腔隙,镜下首先需要确认的是内界及外界。

沿着胸大肌外缘可以解剖浅层筋膜即胸大肌筋膜,此筋膜在胸大肌外侧缘向内后方返折覆盖腋窝底部,进而与棘(冈)上肌筋膜、棘(冈)下肌筋膜、小圆肌筋膜、大圆肌筋膜和背阔肌背侧筋膜在腋窝底连接为浅层腋筋膜。

按由浅入深,由下而上的顺序操作,向内下至外侧胸壁浅筋膜和覆盖前锯肌的深筋膜汇合处,这样就可以到达锁骨下肌筋膜、胸锁筋膜、胸小肌筋膜、喙突腋筋膜相互连接形成的腋深筋膜。经过胸小肌、前锯肌,进而解剖出胸长神经乃至腋窝底部。注意胸外侧静脉等来自腋静脉的分支血管,关键要意识到这些血管的存在,尽量做到提前发现,至于保留还是超声刀凝闭,抑或是塑料夹钳闭都是可行的。而一旦出血,镜下视野极易受到影响,如果是靠近腋静脉附近的出血,几乎无法进行镜下止血,这时要果断转为开放手术。

外界的确认有赖于充分的腔镜空间建立,沿背阔肌前缘由下而上可以较为简单地显露。注意适可而止,否则很容易解剖到上肢内侧。

(四) 腋静脉的显露

腋静脉的显露是整个腔镜腋窝淋巴结清扫过程中获得解剖空间层次感的关键,确认腋静脉的位置可以使手术思路清晰,进而保证手术安全快捷地进行。

从腋窝外缘向上可以解剖出腋静脉,但此处经常会有肌束的走行变异,且有一支细小血管自腋静脉由上而下发出,此外,直接沿外侧上行寻找腋静脉在初学阶段容易走到上臂内侧,甚至导致皮肤烧灼破损。所以建议常规沿胸大肌外缘上行,用预先置入的针式拉钩拉开胸大肌,沿胸小肌向上找喙锁胸筋膜上界,沿喙肱肌切开喙锁胸筋膜上界并显露腋静脉鞘,切开腋静脉鞘可以安全地显露腋静脉。

（五）肩胛下／胸背血管神经束与胸长神经的暴露

找到腋静脉后,保留或切断其前下方的胸外侧静脉后,于其后方可以简单地找到肩胛下血管神经束,向下方分离并不困难,注意该血管神经束后方与底部肌肉筋膜之间的淋巴脂肪组织要一并切除。

沿胸背神经向内上方游离,沿胸长神经向上方游离,要在清晰显露二者进入内侧的基础上显露半月韧带,将腋尖淋巴脂肪组织予以切除。如半月韧带无法满意显露,逐层切除浅面筋膜组织,多数情况下可将腋尖淋巴脂肪组织脱出后予以切除。然后深入摄像头,可以观察到清扫完成后的半月韧带。肩胛下血管移行至胸背血管后成一近直角进入背后方,将此凹槽内的淋巴脂肪组织切除后完成内三角范围的淋巴结清扫。

沿腋静脉向外侧游离至肱弓,从其下方找到深筋膜,在肌肉表面提起此深筋膜向下清扫完成外三角的淋巴结清扫。

（六）胸大小肌间淋巴结清扫

将手臂向内上提拉,可使胸大肌松弛,便于针式拉钩牵拉,可将淋巴脂肪组织拖出切除。此步骤时,可撤除腔镜器械,直接从乳晕旁切口伸进手指探查,如有可疑肿大淋巴结,可另做穿刺孔以获得更好的视野。

视频9　非溶脂腔镜腋窝淋巴结清扫术

四、操作要点及注意事项

（1）肋间臂神经:保留肋间臂神经适用于腋窝脂肪稀疏,组织疏松,易于解剖的病例。在手术开始阶段就需要注意保护肋间臂神经的两端。

（2）止血:如果遇到意外出血,松开毛巾钳,可以直接塞入纱布压迫,再重新置入腔镜设备。腋腔镜操作空间有限,稍有出血即丧失观察视野,必要时还需及时中转为开放手术。如遇到腋静脉出血,不要尝试镜下处理。

（3）如果遇到淋巴结粘连于腋静脉的情况,要判断是炎性粘连还是癌性粘连,炎性粘连多可仔细分离,如遇癌性粘连,转开放手术,做腋静脉部分切除吻合,尽量做到 R0 切除。如局部条件不允许或技术能力不足,残留部分肿瘤组织,术后早期开始放疗也是可以考虑的。

（4）标本的取出:在松开毛巾钳以后,可以轻易地将腋窝淋巴脂肪组织完整取出。

（5）如有皮肤灼伤,必须切除灼伤组织,间断缝合,切勿侥幸。

（6）冲洗:建议自乳晕旁切口常规同开放手术。腔镜下冲洗并不足以吸出术中产生的脂肪颗粒。

（7）引流:常规放置负压引流管,自腋中线 trocar 孔引出。

(8)包扎:同开放手术,常规无菌敷料加压包扎。

五、术后处理

围术期不需使用抗生素。术后 6 小时进食,无需补液。

伤口验视须在 24 小时后进行。如无感染、坏死、出血等局部问题,可嘱患者出院。

非溶脂腋腔镜保留了腋窝皮肤及皮下淋巴系统的完整性,术后引流量相对于开放手术而言要少,如果引流量少于 10ml/d,术后 3 天即可拔除。

术后近期的疼痛不适多较开放手术轻微。放疗结束之后可能发生远期疼痛,主要表现为创面下方的无规律刺痛,可出现在腔镜及开放手术中。但腔镜手术的患者腋下并无瘢痕,患者本人此时也无腋窝经历手术的意识,要耐心说明。

术后综合治疗开始时期同开放手术。

术后康复:早期开始手臂功能锻炼,但大范围的肩部活动建议在术后 1 个月后开始。

(杨为戈)

参考文献

1. SUZANNE F,FINKELTIN F,LEMERY D,et al.New non-traumatic technique about axillary lymphadenectomy using fat and lymph nodes suction aspiration [J].Breast Cancer Res Treat,1993,27 :188.
2. 郑民华,李亚芬,蒋渝,等 . 腋腔镜腋窝淋巴结清扫术[J]. 中国内镜杂志,1997(6):14-18.
3. 骆成玉,张键,林华,等.乳腔镜辅助乳腺癌保乳和完全腔镜腋窝淋巴结清扫手术[J].实用临床医药杂志,2003(5):414-417.
4. 姜军 . 腔镜技术在乳腺疾病治疗中的地位及其评价[J]. 中国实用外科杂志,2010(3):195-197.
5. 曹旭晨 . 乳腺癌改良根治术的手术技巧[J]. 外科理论与实践,2008(2):99-102.

16

第十六章

腔镜乳腺手术的并发症与处理

外科微创技术与快速康复治疗理论是 20 世纪后期外科学重要发展之一,腔镜乳腺手术随之提出[1,2]。因后者可达到与开放手术相同的治疗效果[3-5],且具备手术视野清晰、患者术后恢复快、手术切口位置隐蔽、美容效果良好等特点,呈现出良好的发展趋势。然而,随着腔镜乳腺手术的普及,手术技术的安全性、围术期并发症的预防与处理备受关注。本章节结合笔者经验和国内外相关文献报道,对腔镜乳腺手术可能出现的并发症原因、预防及处理进行重点介绍。

腔镜乳腺手术并发症主要包括:乳头乳晕复合体(nipples-areola complex,NAC)坏死、皮瓣血运障碍、皮下积液、切口愈合不良或假体外露、皮下气肿或高碳酸血症、肿瘤戳孔复发、肿瘤局部复发和疝病等。

一、乳头乳晕复合体坏死

NAC 坏死直接影响术后美观,是腔镜保留乳头乳晕乳房皮下腺体切除术(endoscopic nipple-sparing mastectomy,E-NSM)最严重的并发症之一,发生率为 2%~29%[6,7]。术后血运障碍是 NAC 坏死的主要原因,严重者乳头乳晕脱落(图 16-1)甚至假体外露,而在腔镜乳房重建手术时,乳头乳晕脱落几乎是唯一会导致假体外露的原因(图 16-2、图 16-3)。有学者提出,NAC 血运障碍可分为 0~5 级,即:0 级,无缺血表现;1 级,局部乳头或局部乳晕缺血;2 级,局部乳头和局部乳晕缺血;3 级,全乳头缺血;4 级,全乳头和局部乳晕缺血;5 级,全乳头和全乳晕缺血。如 NAC 全层皮肤出现坏死,需外科手术修复时,NAC 坏死诊断得以确立[8]。

NAC 坏死在乳腺癌腔镜 NSM 和腔镜男性乳腺发育症手术的患者中,严重影响术后美容效果;在腔镜 NSM 联合假体置入乳房重建的患者,脱落的乳头更可能导致假体外露和随后不得已的假体取出。正常情况下,乳头、乳晕血供存在两个来源,由于 E-NSM 过程中切断了伴随乳管进入乳头的血管,因此,术后 NAC 血供来源于真皮下血管网,且以乳头内侧及上缘尤为重要。术中操作不规范是术后 NAC 血运障碍的重要原因,应予避免。

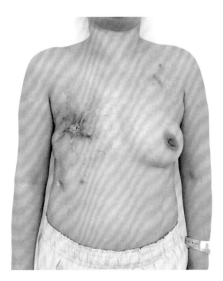

图 16-1　NAC 坏死

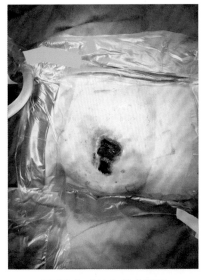

图 16-2　NAC 完全坏死

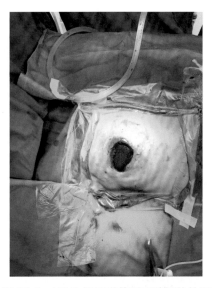

图 16-3　NAC 坏死脱落后导致假体外露

　　亚甲蓝注射位置不当或过量可能导致乳头深方真皮细小血管损伤,可能诱发 NAC 坏死。这提示,使用亚甲蓝示踪标记"前哨淋巴结"时,应采用"两点法",即:于乳晕外侧缘和下缘进行皮内注射(图 16-4),旨在避免阻断来源于内侧和头侧真皮血管网的血流,而后者是 NAC 血运的主要来源。

　　电钩烧灼导致乳头深方真皮细小血管损伤;分离时乳头乳晕下方组织保留过薄,也可使真皮下血管网受损,可能致 NAC 坏死。因此,分离 NAC 深方组织时,应尽量避免使用电钩或能量器械离断,腔镜下剪刀是最佳选择。文献报道,E-NSM 过程中保留乳头深方 2mm 的组织,即可保留 50% 的血供[9,10]。腔镜剪刀柄的直径约为 5mm,所以在实际应用中,术者常保留的乳头深方组织厚度约为腔镜剪刀杆部直径一半。

此外,注射溶脂液时,于 NAC 下真皮深层注射,有助于确认分离乳头深方时的深度与层次[11]。术后使用中空纱布以免乳头受压均是防止乳头乳晕坏死的重要措施。术后静脉注射七叶皂苷钠,联合局部皮肤酒精湿敷与间断吸氧,可能降低 NAC 坏死的发生率,使患者获益。

在联合假体置入乳房重建的患者,必须意识到使用凸度较大的假体,会由于对皮瓣和乳头乳晕压迫的加重,而导致乳头乳晕坏死的机会增加。首都医科大学附属北京友谊医院使用吲哚菁绿分子荧光影像技术,判断乳头乳晕复合体与皮瓣的血供:对血供不佳的患者,选择牺牲一部分外观、使用凸度较小的假体,或者直接换用扩张器置入,待乳头乳晕血供恢复后,再更换假体。对于术前就拟行扩张器置入两步法乳房重建的患者,我们建议结束手术前只向扩张器中注入 100ml 生理盐水,以减轻对乳头乳晕后方的压迫;术后初次注水也尽量推迟到术后 1 个月左右,并在初次注水后第 2 天,观察乳头乳晕有没有发生缺血性改变。

二、皮瓣血运障碍

皮瓣血运障碍是腔镜乳房皮下腺体切除术较为严重的并发症之一,常表现为局部青紫、结痂、脱色或色素沉着(图 16-5)。原因包括皮瓣远侧供血不足、皮瓣组织不健全或存在血管疾患以及手术操作不当引起的血运障碍,手术操作不当包括电钩的高温对真皮血管网的损伤、溶脂液注射的张力过高、溶脂或吸脂层次过浅及分离浅层时皮瓣过薄等。

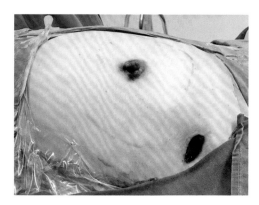

图 16-4 两点法注射示踪剂。只注射乳晕外缘与下缘

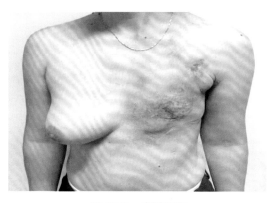

图 16-5 皮瓣坏死

NAC 内侧和上侧真皮血管网的血流是其血运的主要来源,因此,乳房外上象限是皮瓣血运的"强弩之末",血运障碍常发生于此。术中对外上象限腺体浅层进行游离时,使用腔镜下组织剪、保留真皮下一层颗粒状脂肪可有效预防血运障碍的发生。

中重度下垂的乳房行腔镜乳房皮下腺体切除术后,若没有同时行乳房重建术,则术后冗赘的皮瓣贴合于胸壁后难以十分平整,会形成很多沟壑与"死褶",这些褶皱会阻断皮瓣赖以存活的真皮血管网的水平血运,影响皮瓣血供或导致静脉回流受阻。因此,对于乳房中重度下垂患者应避免行腔镜全乳切除术。

溶脂液注射层级过浅,会导致局部张力过高、损伤真皮血管网,所以注射溶脂液时应避免出现"橘皮征",并且保证"下压凹陷征"阴性(具体注射溶脂液和吸脂的方法,请见相应章节)。吸脂层次过浅或吸脂器的侧孔朝向真皮,同样会损伤真皮血管网、影响皮瓣血运,因而术中掌握恰当的溶脂、吸脂层次,即在皮下乳房脂肪层和腺体之间无血管区游离乳房皮瓣,保留部分皮下脂肪尤为重要。后者既可为腔镜手术提供良好视野,保证腺体完整切除;又有益于患者术后恢复。

三、切口愈合不良、切口裂开或假体外露

传统全乳切除术切除了一定宽度的皮肤,对拢缝合后会有较大的张力;联合一期假体置入,使切口张力进一步加大,增加了切口愈合不良、切口裂开的机会,可能出现假体外露和随后的假体取出,导致手术失败。预防切口愈合不良最好的方法就是将切口转移至没有张力的位置。E-NSM 切口位于腋窝或侧胸壁(图 16-6),不会承受任何假体置入造成的张力,有效降低了切口裂开或假体外露的发生率。

另外,乳头乳晕复合体的缺血坏死,同样会导致假体外露;在腔镜假体置入乳房重建的病例,几乎不存在切口裂开的问题,出现假体外露的原因多是 NAC 坏死脱落。需要充分注意本章前文所述方法,尽可能降低 NAC 坏死、脱落的几率,以便将假体外露的并发症降到最低。

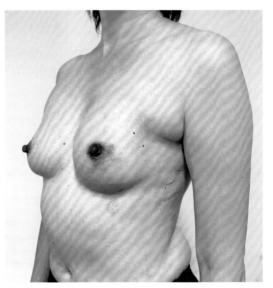

图 16-6　E-NSM 及置入假体的单孔切口,位于侧胸壁

四、皮下气肿或高碳酸血症

腔镜乳腺手术中采用 CO_2 充气方式建立操作空间时,维持气腔一定的压力及气体流量对保证手术顺利进行至关重要。气腔压力不足、流量较小可导致术野暴露不充分,影响术中操作;而气腔压力过大可能造成皮下气肿。临床实践表明,腔镜乳腺切除手术时,CO_2 压力维持 8mmHg(1mmHg=0.133kPa),流量维持 8L/min 较为安全,既可以保证较低的皮下气肿发生率,又可以建立较为充分的腔镜操作空间;而腔镜副乳手术时气腔压力应当更低,仅维持 6mmHg 即可。调节、维持适当的充气压力及流量应贯穿整个手术过程,以避免压力过高导致的皮下气肿。此外,进、出 trocar 时一定要暂停 CO_2 供气,避免气体在 trocar 尖端通过皮下时,自尖端侧孔逸出至皮下组织;结束手术前挤压气腔,促进 CO_2 气体排出也有助于预防皮下气肿。

腔镜乳腺手术往往创面较大,若气腔长时间维持一定压力的 CO_2,CO_2 可经创面吸收,致患者高碳酸血症。有研究表明,即使进行双侧腔镜全乳切除术、单侧全乳切除加腋窝淋巴结清扫等操作空间大、手术时间长的手术,患者术后出现高碳酸血症者亦罕见。编者认为,术前进行良好的评估、减少皮下气肿的发生、术中良好的正压通气促使 CO_2 排出、常规监测

血气保持动脉 CO_2 分压在正常范围等,均可避免高碳酸血症的发生。若手术过程中出现了血中 PCO_2 的升高,及时中转开放手术亦是预防严重高碳酸血症的必要手段。

五、局部复发或戳孔复发

腔镜保乳手术是否会增加患者术后局部复发率和生存率备受关注,其主要问题包括是否符合乳腺肿瘤外科治疗原则,即手术安全性和彻底性[12]。

(一) 局部复发

腔镜保乳手术前通过钼靶对毛刺长度和砂粒样钙化的范围进行评估、利用 MRI 除外多象限的病灶等,对判断是否适合进行保乳手术十分重要,也是最重要的减少术后复发的手段;在术前以亚甲蓝标记切除范围、术中精准切除病变,是不遗留肿瘤的关键;留取冷冻病理时,在残腔周缘,将残留蓝染的腺体片状切除送检,是保证送检准确全面、进一步降低复发率的要点。另外,在残腔边缘(而非基底)利用腔镜施夹钳放置钛夹,有利于术后放疗能够准确地进行瘤床加量。

E-NSM 术前应进行 MRI 评估,详细评估肿瘤到乳头的距离和是否存在乳头侵犯的可能。另外,明确浸透腺体表面、进入脂肪层的病变,也不适于行 E-NSM,因为吸脂的过程,存在肿瘤播散的可能。

(二) 戳孔 / 单孔种植转移

三孔法手术时有可能出现沿操作路径的 trocar 孔道转移,国外文献报道发生率 4%;而根据本中心随访统计,尚未出现三孔法腔镜乳腺癌手术后 trocar 孔道转移。单孔法腔镜保乳手术或单孔法腔镜 NSM 手术时,注意通过单孔充气套装中的切口撑开圈套(充气法)或标本取物袋(悬吊法)取出标本,就可以基本杜绝戳孔 / 单孔种植转移的发生。

六、皮下积液

E-NSM 术后,皮下积液或血清肿的几率非常低。

2015 年 1 月至 2017 年 1 月期间,在我院行腔镜乳房皮下腺体切除术 + 前哨淋巴结活检术治疗早期乳腺癌的患者 39 例,并选取同时期行开放乳房皮下腺体切除术 + 前哨淋巴结活检术的乳腺癌患 39 例,对两组患者术后积液发生率等临床资料进行了一项回顾性队列研究。结果显示,腔镜手术组中,无一例发生术后皮下积液;开放手术组有 6 例发生皮下积液,积液发生率 15.38%,两组有统计学意义($P<0.05$)。

E-NSM 皮下积液发生率很低的原因,与吸脂后解剖层次及膜结构清晰、脂肪液化减少有关;另外,游离腺体浅层时使用腔镜组织剪等冷器械、避免使用电钩或超声刀,也是减少积液的关键。

七、疖病

疖病是腔镜男性乳腺发育手术后偶尔可见的并发症,范围可弥漫至整个胸壁(图 16-7),并引起发热和局部疼痛。格外需要注意的是,疖病常常伴随其后的皮瓣和 NAC 血运障碍,可能与感染影响了真皮血管网的血液供应有关。

疖病的具体原因不详,考虑女性乳腺癌行 E-NSM 后未出现疖病,而男性乳腺发育术后可见,可能与男性油脂分泌较多有关。

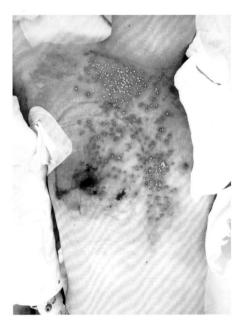

图 16-7 腔镜男性乳腺发育术后的疖病

根据本中心的经验,口服抗生素不能充分预防疖病。建议在术前一天使用沐浴液清洁胸壁,术后减少传统医学中所谓"发物"的摄入。一旦出现疖病,需要消毒后使用注射器针头将所有"白头"剔除,并在局部外用莫匹罗星、口服针对革兰氏阳性球菌的抗生素。

(徐威 徐飚 屈翔)

参考文献

1. FRIEDLANDER L D, SUNDIN J, BAKSHANDEH N.Endoscopy mastectomy and breast reconstruction: endoscopic breast surgery [J].Aesthetic Plast Surg, 1995, 19(1):27-29.

2. KITAMURA K, HASHIZUME M, SUGIMACHI K, et al.Early experience of endoscopic extirpation of benign breast tumors via an extra-mammary incision [J].Am J Surg, 1998, 176(3):235-238.

3. YAMASHITA K, SHIMIZU K.Endoscopic video-assisted breast surgery:procedures and short-term results[J].J Nippon Med Sch, 2006, 73(4):193-202.

4. 王子函,滕长胜,葛智成,等.单孔法全腔镜局部扩大切除术进行保乳手术的临床应用[J].首都医科大学学报,2016(3):336-340.

5. 刘永锋,姜军,任国胜,等.乳腺疾病腔镜手术技术操作指南(2016 版)[J].中华乳腺病杂志(电子版),2016(4):193-199.

6. WAGNER J L, FEARMONTI R, HUNT K K, et al.Prospective evaluation of the nipple-areola complex sparing mastectomy for risk reduction and for early-stage breast cancer [J].Ann Surg Oncol, 2012, 19(4):1137-1144.

7. CROWE J P, PATRICK R J, YETMAN R J, et al.Nipple-sparing mastectomy update:one hundred forty-nine procedures and clinical outcomes [J].Arch Surg, 2008, 143(11):1106-1110 ; discussion 1110.

8. AHN S J, WOO T Y, LEE D W, et al.Nipple-areolar complex ischemia and necrosis in nipple-sparing mastectomy [J].Eur J Surg Oncol, 2018, 44(8):1170-1176.

9. RUSBY J E, BRACHTEL E F, TAGHIAN A, et al.George Peters Award. Microscopic anatomy within the

nipple：implications for nipple-sparing mastectomy［J］. Am J Surg，2007，194（4）：433-437.

10. ROSSI C，MINGOZZI M，CURCIO A，et al. Nipple areola complex sparing mastectomy［J］. Gland Surg，2015，4（6）：528-540.

11. FOLLI S，CURCIO A，BUGGI F，et al. Improved sub-areolar breast tissue removal in nipple-sparing mastectomy using hydrodissection［J］. Breast，2012，21（2）：190-193.

12. SAKAMOTO N，FUKUMA E，TERAOKA K，et al. Local recurrence following treatment for breast cancer with an endoscopic nipple-sparing mastectomy［J］. Breast Cancer，2016，23（4）：552-560.

索 引

跋

在腔镜手术蓬勃发展的今天,似乎没有哪一个领域的腔镜手术像乳腺腔镜手术这般,每一步前行都背负如此多的争议和挑战。

腔镜乳腺手术的肿瘤学安全性是否可靠?溶脂技术是否会导致肿瘤的播散?手术时间的延长是否值得?良性疾病在腔镜手术时接受全麻是否得不偿失?……这些争议,即使是在支持腔镜乳腺手术安全性的随机对照试验结果公布后,也从未有一刻的停息和休止。

反观其他专业领域的腔镜手术,无论结直肠癌、胃癌、肝癌、甲状腺癌甚至胰腺癌,在并不亟需借助腔镜技术来提高美容效果的情况下,却日益蓬勃的发展。这种鲜明的反差,让我们不得不陷入深深的思考中。

是乳腺手术不需要腔镜技术来实现更美观的术后外观吗?显然不是!乳房,是患者对术后美观效果要求最高的部位,瘢痕的长短和有无,直接影响患者余生的生活质量和心理状况。

是乳腺外科医师不具备其他专业外科医师的精细和匠心吗?恐怕也并非如此。我们为了重建乳房的外形,广泛动用和整合生物工程、整形外科、显微外科等多方位技术,又怎么会对盘亘在乳房表面那道丑陋的瘢痕熟视无睹?

是乳腺外科医师天资愚鲁、无法掌握腔镜操作技术吗?能够实施 DIEP 的乳腺外科医师,为什么会对技术难度更低、培训体系更成熟的腔镜技术望而却步呢?

那么是因为没有足够多的高级别临床研究证据支持,让我们对腔镜乳腺手术望而却步吗?抛开目前已有的多项 RCT 结果和系统回顾结果不谈,这一领域如果真的存在研究真空区域,不正是我们乳腺外科医师大有可为的空间和机会吗?史蒂夫·乔布斯在斯坦福演讲时,一个年轻人询问他:"我怎么能像你一样出色?"乔布斯的回答是:"另类思维!"如果我们敢于从事的工作,统统是经国外学者证实的内容,那么属于中国乳腺外科医师的创新与机遇又在哪里呢?

基于这种信念,我们希望借助这本著作的出版,帮助更多希望探索这一充满机遇与挑战领域的同道,跨越学习初期的瓶颈、规避严重手术并发症、顺利开展腔镜乳腺手术,并且最终形成合力,开展更多的多中心前瞻性对照研究,以我们中国乳腺外科医师自己的努力和数据,告诉我们自己和这个世界腔镜乳腺外科手术的前景与未来!

首都医科大学附属北京友谊医院　屈　翔

2019 年 10 月